全国高等医学院校临床见习系列规划教材

妇产科学
临床见习指导

主　编　黄光荣　　陈双郧

副主编　刘永珍　郭广林　柯丽娜　范　丽

编　委　（按姓氏汉语拼音排序）

陈双郧　邓　杰　范　丽　高　霞

郭广林　黄　娟　黄光荣　柯丽娜

李　进　李　侠　李咏梅　刘永珍

鲁选文　马亚林　梅春美　宋　鑫

吴　琼　习红丽　肖凤仪　赵亚娟

郑　蓉　周宇涵

科学出版社

北京

内 容 简 介

临床见习是理论学习与生产实习的过渡阶段，妇产科见习教学重点在于培养学生的临床思维能力，即如何将理论知识与实践相结合，运用理论指导临床。紧密围绕临床病例与操作，引导学生联系理论，加深理解，提高认识，培养科学的思维方法及独立分析问题的能力，为毕业实习打下良好的基础。见习课时数为23学时。

图书在版编目(CIP)数据

妇产科学临床见习指导 / 黄光荣，陈双郧主编. –北京：科学出版社，2016.9

全国高等医学院校临床见习系列规划教材

ISBN 978-7-03-049806-9

Ⅰ. ①妇… Ⅱ. ①黄… ②陈… Ⅲ. ①妇产科学–实习–医学院校–教学参考资料 Ⅳ. ①R71-45

中国版本图书馆 CIP 数据核字 (2016) 第 206177 号

责任编辑：杨鹏远 / 责任校对：桂伟利
责任印制：徐晓晨 / 封面设计：陈 敬

科学出版社 出版
北京东黄城根北街 16 号
邮政编码：100717
http://www.sciencep.com

北京京华虎彩印刷有限公司 印刷
科学出版社发行 各地新华书店经销

*

2016 年 9 月第 一 版　　开本：787×960　1/32
2017 年 5 月第二次印刷　　印张：10
字数：158 000

定价：45.00 元
（如有印装质量问题，我社负责调换）

全国高等医学院校临床见习系列规划教材
编写指导委员会

总　前　言

　　临床见习是医学教育的重要环节，是医学生由基础理论学习向临床实践过渡的桥梁，是培养和提高医学生运用所学理论进行逻辑思维及临床综合运用能力的重要途径。临床见习阶段，医学生在带教教师指导下，接触病人，结合病人病情，运用所学基本知识，开拓思维。通过临床见习培养学生的观察能力、分析能力和临床思维能力，为顺利进入毕业实习做好准备。

　　为提高临床医学生临床实习效果，丰富其专业理论知识，根据我校临床教学的实际情况，结合临床专业教学工作特点，特组织各学院医疗与教学一线骨干编写了这套临床见习系列教材，以期为医学生顺利完成实习任务，巩固课本知识，培养临床思维，提高综合技能水平提供帮助。

　　本套临床见习系列教材，涵盖了诊断学、医学影像学、内科学、外科学、麻醉学、妇产科学、儿科学、神经与精神病学、传染病学、眼科学、耳鼻咽喉头颈外科学、口腔科学、皮肤性病学、中医学14 门临床医学专业内容；同时还编写了麻醉学专业、康复治疗学专业、护理学专业临床见习指导。

每册内容基本包括目的要求、预习内容、学时数、见习内容、思考题五部分。

本套丛书层次清晰，结构紧凑，内容衔接紧密，不失为医学生临床见习指导可选的一套优秀丛书。

由于时间仓促，一线医疗与教学骨干业务繁忙，内容难免出现纰漏之处，还望读者批评指正。

湖北医药学院

2016 年 8 月 1 日

目　录

见习一　生殖系统解剖

【目的要求】

1. 掌握女性内生殖器的解剖及组织学结构。

2. 掌握女性骨盆和盆底的形态、结构与分娩相关的解剖学特点。

3. 熟悉女性外生殖器的解剖及与邻近器官的关系。

4. 了解盆腔血管、淋巴、神经的分布。

【预习内容】

女性外生殖器及内生殖器的解剖及组织学结构。女性骨盆和盆底的形态、结构与分娩相关的解剖学特点及与邻近器官的关系。盆腔血管、淋巴、神经的分布。

【学时数】

2学时。

【见习内容】

1. 骨盆　为生殖器官的所在地,也是胎儿娩出时必经的骨性通道,其大小、形状与分娩密切相关。以耻骨联合上缘、髂耻缘及骶耻上缘的连线(即髂耻线)为界,将骨盆分为假骨盆和真骨盆两部分。假骨盆又称大骨盆,位于骨盆分界线之上,与产道无直接关系。真骨盆又称小骨盆，位于骨盆分界线之下，又称骨产道，是胎儿娩出的通道。为便于了解分娩时胎先露部通过骨产道的过程，将骨盆腔分为 3 个平面。

（1）骨盆入口平面：指真假骨盆的交界面，呈横椭圆形。其前方为耻骨联合上缘，两侧为髂耻缘，后方为骶岬前缘。入口平面有 4 条径线。

1）入口前后径：耻骨联合上缘中点至骶岬前缘正中间的距离，平均值约为 11cm。

2）入口横径：左右髂耻缘间的最大距离，平均值约为 13cm。

3）入口斜径：左右各一。左骶髂关节至右髂耻隆突间的距离为左斜径；右骶髂关节至左髂耻隆突间的距离为右斜径，平均值约为 12.75cm。

（2）中骨盆平面：为骨盆最小平面，呈前后径长的椭圆形。其前方为耻骨联合下缘，两侧为坐骨棘，后方为骶骨下端。此平面具有产科临床重要性。中骨盆平面有两条径线。

1）中骨盆前后径：耻骨联合下缘中点通过两侧坐骨棘连线中点至骶骨下端间的距离，平均值约为 11.5cm。

2）中骨盆横径：也称坐骨棘间径。两坐骨棘间的距离，平均值约为 10cm，是胎先露部通过中骨盆的重要径线；坐骨棘是分娩过程中衡量胎先露部下降程度的重要标志。

（3）骨盆出口平面：由2个不同平面的三角形所组成。前三角平面顶端为耻骨联合下缘，两侧为耻骨降支；后三角平面顶端为骶尾关节，两侧为骶结节韧带。有4条径线。

1）出口前后径：耻骨联合下缘至骶尾关节间的距离，平均值约为11.5cm。

2）出口横径：也称坐骨结节间径。两坐骨结节内侧缘的距离，平均值约为9cm，其长短与分娩机制关系密切。

3）出口前矢状径：耻骨联合下缘至坐骨结节间径中点间的距离，平均值约为6cm。

4）出口后矢状径：骶尾关节至坐骨结节间径中点间的距离，平均值约为8.5cm。若出口横径稍短，而出口后矢状径较长，两径之和>15cm时，正常大小的胎头可通过后三角区经阴道娩出。

2. 外阴 包括阴阜、大阴唇、小阴唇、阴蒂和阴道前庭。阴道前庭区域内有前庭球、前庭大腺、尿道口、阴道口。

3. 女性内生殖器官 包括阴道、子宫、输卵管及卵巢，后两者称子宫附件。

（1）阴道：为性交器官、月经血排出及胎儿娩出的通道。

1）位置和形态：位于真骨盆下部中央，呈上宽下窄，上端包围宫颈，下端开口于阴道前庭后部。环绕宫颈周围的部分称阴道穹隆。按其位置分为前、后、左、右4部分，其中后穹隆最深，与直肠子宫陷凹紧密相邻，为盆腔最低部位，临床上可经此处穿刺或引流。

2）组织结构：阴道壁有很多横纹皱襞，故有较大伸展性。阴道黏膜无腺体，受性激素影响有周期性变化。幼女及绝经后妇女的阴道黏膜上皮甚薄，容易创伤而感染。阴道壁富有静脉丛，局部受损伤易出血或形成血肿。

（2）子宫：系孕育胚胎、胎儿和产生月经的器官。

1）形态：为前后略扁的倒置梨形，重50g，长7～8cm，宽4～5cm，厚2～3cm，宫腔容量5ml。分为宫体、宫底、宫角及宫颈4部分。宫体与宫颈间最狭窄处为峡部，在非孕期长1cm，其上端解剖上较狭窄，叫解剖学内口；其下端由于黏膜组织由宫腔内膜转为宫颈黏膜，故称为组织学内口。子宫峡部于妊娠末期形成子宫下段，长约7～10cm。

2）组织结构：宫体壁由3层组织构成，由内向外可分为子宫内膜、肌层、浆膜层。子宫内膜从青春期开始受卵巢激素影响，其表面 2/3 能发生周期性变化称功能层；靠近子宫肌层的 1/3 内膜无周期性变化称基底层。在宫颈外口柱状上皮与鳞状上皮交界处，是宫颈癌的好发部位。宫颈黏膜受性激素影响也有周期性变化。

3）位置：位于盆腔中央，正常位置呈轻度前倾前屈位，主要靠子宫韧带及骨盆底肌和筋膜的支托作用。

4）子宫韧带：有 4 对。①圆韧带：使宫底保持前倾位置的作用；②阔韧带：覆盖在子宫前后壁的腹膜自子宫侧缘侧延伸达到骨盆壁，形成 2 对双层腹膜皱襞称阔韧带。在宫体两侧的阔韧带中有丰富的血管、神经、淋巴管及大量疏松结缔组织，称宫旁组织。子宫动、静脉和输尿管均从阔韧带基底部穿过；③主韧带：起固定宫体位置的作用，保持子宫不致向下脱垂；④宫骶韧带：将宫颈向后向上牵引，维持子宫处于前倾位置。

若上述韧带、骨盆底肌和筋膜薄弱或受损伤，可导致子宫位置异常，形成不同程度的子宫脱垂。

（3）输卵管：为卵子与精子相遇受精的场所，也是向宫腔运送受精卵的管道，全长约 8～14cm。由内向外可分为 4 部分：间质部、峡部、壶腹部、伞部。

（4）卵巢

1）功能：为 1 对性腺，具有生殖和内分泌功能，产生和排出卵细胞以及分泌性激素。

2）形态：扁椭圆形，成年妇女的卵巢约 4cm×3cm×1cm，重 5～6g，呈灰白色；绝经后卵巢萎缩变小、变硬。

3）组织结构：卵巢表面无腹膜，由单层立方上皮覆盖称生发上皮；其内有 1 层纤维组织称卵巢白膜。再往内为卵巢组织，分皮质与髓质。皮质在外层，其中有数以万计的原始卵泡及致密结缔组织；髓质在中心，无卵泡，含疏松结缔组织及丰富血管、神经、淋巴管及少量平滑肌纤维。

4. 血管、淋巴及神经

（1）血管：女性内、外生殖器官的血液供应，主要来自卵巢动脉、子宫动脉、阴道动脉及阴部内动脉。除卵巢动脉自腹主动脉分出（左侧可来自左肾动脉）外，其余均为髂内动脉前干分支。盆腔静脉均与同名动脉伴行，并在相应器官及其周围形成静脉丛，且互相吻合，故盆腔静脉感染容易蔓延。

（2）淋巴：女性生殖器官和盆腔具有丰富的淋巴系统，淋巴结一般沿相应的血管排列，其数目、大小和位置均不恒定，主要分为外生殖器淋巴与盆腔淋巴两组。外生殖器淋巴分为腹股沟深和腹股沟浅两部分。盆腔淋巴分为以下 3 组。

1）髂淋巴组：由髂内、髂外及髂总淋巴结组成。

2）骶前淋巴组：位于骶骨前面。

3）腰淋巴组：位于腹主动脉旁。

（3）神经：外生殖器主要由阴部神经支配；内生殖器主要由交感神经与副交感神经所支配。

5. 骨盆底　由多层肌肉和筋膜所组成，封闭骨盆出口；使盆腔脏器赖以承载并保持正常位置。骨盆底的前方为耻骨联合下缘，后方为尾骨尖，两侧为耻骨降支、坐骨升支及坐骨结节。两侧坐骨结节前缘的连线将骨盆底分为前、后两部分：前部为尿生殖三角，又称尿生殖区，有尿道和阴道通过；后部为肛门三角，又称肛区，有肛管通过。骨盆底有 3 层组织：外层由会阴浅筋膜，3 对肌肉（球海绵体肌、坐骨海绵体肌、会阴浅横肌）及 1 组括约肌（肛门外括约肌）组成。中层即泌尿生殖膈，由上、下两层坚韧筋膜及会阴深横肌、尿道括约肌组成。内层即盆膈，由肛提肌及其内、外面各覆 1 层筋膜所组成。

6. 内、外生殖器官的邻近器官有尿道、膀胱、输尿管、直肠、阑尾。

【复习思考题】

1. 请说出骨盆 3 个平面的形态、主要径线及其产科意义。

2. 女性内生殖器官包括哪些？

3. 子宫内膜分几层？能发生周期性变化、产生月经的是哪一层？

4. 请说出维持子宫正常位置的 4 组韧带。

5. 请说出卵巢的大体形态及功能。

6. 女性内、外生殖器官的血液供应来自哪些血管？它们又是哪些血管的分支？

7. 女性内生殖器官的邻近器官有哪些？

见习二　产前检查与孕期保健

【目的要求】

1. 掌握围生期定义，产前检查的内容，产前检查四步触诊法，骨盆测量。

2. 熟悉胎儿及其成熟度的监护方法。

3. 了解孕妇的管理，孕期营养，产科合理用药，孕期常见症状及其处理。

【预习内容】

围生期定义，产前检查的内容，产前检查四步触诊法，骨盆测量。胎儿及其成熟度的监护方法。孕妇的管理，孕期营养，产科合理用药，孕期常见症状及其处理。

【学时数】

3 学时。

【见习内容】

1. 概念

（1）产前保健：是贯彻预防为主、及早发现高危妊娠、孕妇及胎儿健康和安全分娩的必要措施。

1）对孕妇定期产前检查，指导孕期营养和用药，出现异常情况及时处理，使孕妇正确认识妊娠，消除不必要的顾虑。

2）对胎儿宫内情况的监护。

（2）围生医学（围产医学）：是研究胚胎的发育、胎儿的生理、病理以及新生儿和孕产妇疾病的诊断和防治的科学。对降低围生期母儿死亡率和病残儿发生率、保障母儿健康具有重要意义。

（3）围生期：指产前、产时和产后的一段时期。国际上对围生期的规定有 4 种，我国采用：从妊娠满 28 周（胎儿体重 >1000g 或身长 >35cm）至产后 1 周。这段时间孕妇要经过妊娠期、分娩期和产褥期 3 个时期；胎儿要经过受精、细胞分裂、繁殖、发育，直至出生开始独立生活的过程。

（4）高危妊娠：在妊娠期有某种并发症、合并症或致病因素可能危及孕妇、胎儿及新生儿或导致难产者。

2. 孕期的临床特点

（1）症状

1）早孕反应：停经 6 周左右出现头晕、乏力、嗜睡、恶心、呕吐、厌油等症状，晨起明显，约持续 2 个月消失。

2）尿频：妊娠早期出现，无尿痛、血尿等，子宫增大超出盆腔后消失。

3）乳房胀痛：体内增多的雌孕激素、催乳激素等逐渐使乳房增大，感觉乳房胀痛，伴有乳晕着色。

4）子宫增大：宫底随妊娠进展逐渐增高。正常情况下，宫底高度在孕满 36 周时最高，至孕足月时略有下降。妊娠 20～24 周时增长速度较快，平均每周增加 1.6cm，而至妊娠 36～40 周时增长速度较慢，每周平均增加 0.25cm。

5）胎动：妊娠 18～20 周孕妇觉胎动，经产妇出现早些。胎动随妊娠进展逐渐增强，至妊娠 32～34 周达高峰，38 周后逐渐减少，正常胎动每小时约 3～5 次。

6）水肿：妊娠晚期出现自踝部逐渐向上延伸的凹陷性水肿。

7）其他：孕期可能出现阴道流血、腹痛、阴道流液等症状。

（2）体征

1）血压、心率、呼吸、体重及浮肿情况。

2）视诊：腹形及大小。①腹部过大、宫底过高，应想到双胎妊娠、巨大胎儿、羊水过多的可能；②腹部过小、宫底过低，应想到胎儿生长受限（FGR）、孕周推算错误等；③腹部两侧向外膨出、宫底位置较低，应想到肩先露；④尖腹或悬垂腹，应想到可能伴有骨盆狭窄。

3）触诊：用手测宫底高度，用软皮尺测子宫长度及腹围值。四部触诊法检查子宫大小、胎产式、胎先露、胎方位及胎先露部是否衔接。

4）听诊：注意胎心位置及速率，胎心在靠近胎背上方的孕妇腹壁上听得最清楚。枕先露时，胎心在脐右（左）下方；臀先露时，胎心在脐右（左）上方；肩先露时，胎心在靠近脐部下方听得最清楚。可借助胎心音及胎先露确定胎位。

5）骨盆测量：是产前检查之重要内容，各径线正常值如下。

A 外测量：①髂棘间径（IS）：23～26cm；②髂嵴间径（IC）：25～28cm；③骶耻外径（EC）：18～20cm；④出口横径（TO）：8.5～9.5cm。如小于 8cm，则应测量出口后矢状径，两者之和应大于 15cm；⑤耻骨弓角度平均为 90°，小于 80°为异常。

B 内测量：①对角径（DC）12.5～13cm；②坐骨棘间径：10cm；③坐骨切迹宽度：能容纳 3 横指（5.5～6cm）。

6）阴道检查：孕妇于妊娠早期初诊时，应行双合诊。妊娠 24 周以后首次检查应测量对角径。于妊娠最后 1 个月内及临产后应避免阴道检查。

7）肛门检查：可以了解胎先露部、宫颈情况、骶骨前面弯曲度、坐骨棘间径、坐骨切迹宽度以及骶尾关节活动度，并测量出口后矢状径。

8）绘制妊娠图：将检查结果，包括血压、体重、子宫长度、腹围、B 超测得的胎儿双顶径（BPD）值、尿蛋白、尿雌激素/肌酐比值、胎位、胎心率、浮肿等项，填于妊娠图中。绘制成曲线观察其动态变化，能及早发现孕妇和胎儿的异常情况。

3. 评估胎儿健康的技术

（1）确定是否为高危儿：高危儿情况包括：①孕龄＜37 周或＞42 周；②出生体重＜2500g；③小于孕龄儿或大于孕龄儿；④生后 1 分钟内阿普加（Apgar）评分 0～3 分；⑤产时感染；⑥高危产妇的新生儿；⑦手术产儿；⑧新生儿的兄姐有新生儿期死亡的。

（2）妊娠各期胎儿宫内情况重点监测项目

1）妊娠早期：妇科检查、B 超检查、超声多普勒法。

2）妊娠中期：宫高、腹围、B 超。

3）妊娠晚期：①宫高、腹围、胎动、胎心、B 超；②羊膜镜检查；③胎儿心电图；④胎儿电子监测：包括胎心率的监测和预测胎儿宫内储备能力。

（3）胎心率监测（图 2-1）：包括胎心率基线和一过性胎心率变化。

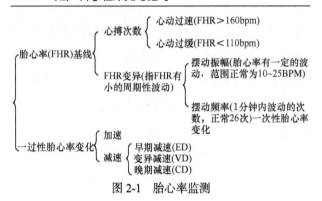

图 2-1　胎心率监测

（4）预测胎儿宫内储备能力：包括无应激试验、缩宫素激惹试验、胎儿生物物理监测。

1）应激试验（NST）：①反应型（正常）：至少有 3 次以上胎动伴胎心率加速＞15bpm，持续时间＞15 秒；②无反应型（异常）：胎动数与胎心率加速数少于前述情况或胎动时无胎心率加速。

2）缩宫素激惹试验（OCT）：缩宫素诱导宫缩并用胎儿监护仪记录胎心率的变化。①OCT 阳性：多次宫缩后连续重复出现晚期减速，胎心率基线变异减少，胎动后无 FHR 增快；②OCT 阴性：胎心率基线有变异或胎动后 FHR 加快，无晚期减速。

胎心率（FHR）基线，指无胎动、无宫缩影响时，10 分钟以上 FHR 的平均值；每分钟心跳次数（beat per minute，bpm）；基线摆动表示胎儿有一定的储备能力，是胎儿健康的表现；FHR 基线变平即变异消失或静止型，提示胎儿储备能力的丧失；加速指子宫收缩后胎心率基线暂时增加 15bpm 以上，持续＞15 秒，这是胎儿良好的表现；减速指随宫缩出现的短暂性胎心率减慢。

3）胎儿生物物理监测：略。

4. 胎盘功能检查

（1）胎动：12 小时＞10 次为正常。

（2）测定孕妇尿中雌三醇值。

（3）测定孕妇血清人胎盘生乳素。

（4）缩宫素激惹试验（OCT）。

（5）阴道脱落细胞检查。

（6）B 型超声行胎儿生物物理监测。

5. 胎儿成熟度检查

（1）正确推算妊娠周数。

（2）尺测耻上子宫长度及腹围。

（3）B 型超声测胎头双顶径值。

（4）检测羊水中磷脂酰胆碱（卵磷脂）/鞘磷脂比值，若该值＞2，提示胎儿肺成熟。

（5）检测羊水中肌酐值。

（6）检测羊水中胆红素类物质值。

（7）检测羊水中淀粉酶值。

（8）检测羊水中含脂肪细胞出现率。

6. 辅助检查

（1）常规检查：红细胞（RBC）计数、血红蛋白（Hb）值、白细胞（WBC）总数及分类、血小板数、血型、尿蛋白、尿糖、尿沉渣镜检。

（2）根据具体情况做下列检查

1）出现妊娠期合并症，按需要进行肝炎病毒检测及肝功能、血生化、电解质、X线胸片检查等。

2）对胎位、胎心不清者，应行B超检查。

3）晚期或感觉胎动异常时应行胎儿电子监护、胎盘功能检查及胎儿成熟度检查。

4）对有死胎死产史、胎儿畸形史和患遗传性疾病孕妇，应检测血甲胎蛋白（AFP）值、羊水细胞培养行染色体核型分析等。

7. 诊断

（1）诊断依据

1）生育年龄妇女，有停经史，有早孕反应，有无腹痛、阴道流液、流血。

2）停经后腹部逐渐增大，感觉胎动。

3）既往孕产史情况。

4）产科检查：血压、心率、体重、浮肿情况、四部触诊法检查子宫大小、胎产式、胎先露、胎方位及胎先露部是否衔接，有无宫缩，听诊胎心音。

5）辅助检查：如血常规、尿常规、B超、胎儿监护结果等。

（2）完整诊断：孕产次、孕周、胎位、目前状况，其他妊娠合并症或并发症。

8. 处理

（1）进一步检查措施。

（2）进行孕妇卫生宣传，并预约下次复诊日期。

（3）如有妊娠合并症或并发症，根据情况门诊或住院治疗。

【复习思考题】

1. 怎样推算预产期？

2. 高危儿包括哪些？

3. 胎心率减速有哪 3 种类型？代表什么临床意义？

见习三　妇科病史及检查

【目的要求】

1. 掌握盆腔检查的基本要求、检查方法及记录。

2. 熟悉妇科病史的采集。

3. 了解妇科疾病常见症状的鉴别要点。

【预习内容】

盆腔检查的基本要求、检查方法及记录；妇科病史的采集；妇科疾病常见症状的鉴别要点。

【学时数】

3 学时。

【见习内容】

一、病史采集要点

1. **一般项目**　姓名、年龄、婚姻、职业、籍贯、入院日期、病史记录日期、病史陈述者、可靠程度等。

2. **主诉**　患者就诊的主要症状及其持续时间，就诊的目的和要求。

3. **现病史**　指患者从发病到就诊的病情演变过程。以主诉为核心，按顺序描述疾病的诱因、发生、发展和治疗经过。此外，应记录伴随症状及一般情况，如食欲、大小便、体重等变化。

4. **月经史**　初潮年龄、周期、经期、经量、痛经史、末次月经时间和前次月经日期；如已经绝经，要询问绝经年龄、绝经前后情况。

5. 婚育史 结婚年龄、配偶的健康及同居情况、性生活情况；足月产、早产、流产及现存子女数，可依次以数字简写为 X—X—X—X，每次妊娠、分娩的情况。

6. 既往史 系统回顾以往健康及患病史，既往手术史、过敏史、输血史等。

7. 个人史 生活居住情况、嗜好等。

8. 家族史 父母、子女、兄弟、姐妹等的健康情况，有无传染病、遗传病等。

二、体查要点

1. 一般检查 发育、营养、生命体征，必要时测体重和身高及其他全身检查。

2. 腹部检查在妇科检查前进行，系统地进行腹部视诊、触诊、叩诊、听诊。

3. 妇科检查

（1）检查前准备和注意事项：

1）检查时态度要严肃，语言要亲切，要体贴患者：动作轻柔，检查仔细。

2）检查前排空膀胱后取膀胱截石位。

3）每检查 1 人应更换检查垫。

4）月经期或阴道流血时暂停检查，如必须进行检查时，应消毒外阴后戴消毒手套进行。

5）未婚者一般仅做肛腹诊，如必须行阴道检查，应征得其家属和本人同意。

6）男医师做妇科检查时，应有其他医务人员在场。

（2）检查内容和方法

1）外阴检查：①观察外阴发育情况、阴毛多少及分布，外生殖器情况，注意有无畸形、炎症、溃疡、瘢痕、肿瘤等；②用一手拇指和示指分开两侧小阴唇、暴露阴道前庭、尿道口和阴道口，注意有无红肿、赘生物、处女膜形态，有无损伤和畸形；③嘱患者向下屏气，观察有否阴道壁膨出及子宫脱垂、尿失禁等。

2）阴道窥器检查：①将阴道窥器两叶合拢，表面涂润滑剂（取分泌物检查者则不用），前端向下倾斜，沿阴道后壁缓慢插入，逐渐转成正位，摆正后缓慢张开两叶，暴露宫颈、阴道部和穹隆部；②观察宫颈的大小、外口形状、有无糜烂、裂伤、息肉、赘生物等，宫颈分泌物的性状、量，宫颈有无接触出血等（需要宫颈刮片者，应在此时取材）；③转动窥器，观察阴道壁黏膜有无红肿、充血以及白带的特点（需取白带涂片，应此时取材）；④检查完毕，将阴道窥器两叶合拢取出。

3）双合诊检查：①检查者一手的示指和中指沿阴道后壁进入阴道，另一只手在下腹部配合检查；②先触摸两侧大小阴唇有无肿块，再伸入阴道检查阴道通畅度，有无畸形、瘢痕、肿块、穹隆是否饱满，有无触痛；③触摸宫颈的形状、大小、硬度、宫口是否开大，宫口内有无赘生物，宫颈有无接触性出血和抬举痛；④随后阴道内的手指移至宫颈的后方，将宫颈向上抬举，腹部的手指自脐部开始逐渐向下移，按压腹壁，内外配合检查子宫的大小、形状、质地、活动度以及有无压痛；⑤然后阴道内手指移向左右侧穹隆，另一只手移至同侧下腹部，检查同侧附件情况及宫旁组织有无增厚、肿块及压痛。

子宫位置可分为前屈、前倾、水平位、后倾、后屈。双合诊时正常输卵管、卵巢不能扪及。

4）三合诊检查：是将示指放入阴道、中指放入直肠，与放在腹部上的另一只手配合进行检查的方法。三合诊更有利于了解盆腔后部、子宫直肠凹陷、子宫骶骨韧带的情况，对子宫颈癌的临床分期以及子宫内膜异位症的诊断、疗效评价，均有重要意义。

5）肛腹诊检查：即直肠、腹部联合诊。将示指伸入直肠，另一只手置于腹部检查，诊断步骤和方法同双合诊。一般适于未婚、阴道闭锁或经期不宜阴道检查者。

（3）记录：妇科检查之后应按解剖顺序记录。①外阴：发育情况及婚产式（未婚、已婚未产或已婚已产式）；②阴道：是否通畅、有无畸形，黏膜情况，分泌物的量、色、性状及有无臭味；③宫颈：大小、硬度，有无糜烂、息肉、腺囊肿，有无接触性出血及举痛等；④子宫：位置、大小、硬度、活动度、有无压痛；⑤附件：有无增厚、压痛、肿块。如有，记录其位置、大小、质地、活动度、表面光滑程度、与周围组织的关系，左右两侧分别记录。

【复习思考题】

1. 采集妇科病史包括哪些内容？

2. 进行妇科检查应注意哪些问题？

3. 简述妇科检查的步骤。

4. 一患者为多发性子宫肌瘤，子宫如孕 80 天大小，同时合并外阴阴道假丝酵母菌病，试写出其妇科检查的情况。

见习四　正 常 分 娩

【目的要求】

1. 掌握决定分娩的四要素，分娩的临床经过及处理要点，产程图的分期及临床意义

2. 掌握枕先露的分娩机制。

3. 了解分娩动因，分娩镇痛。

【预习内容】

分娩动因，分娩的四要素，分娩的临床经过及处理要点，产程图的分期及临床意义，枕先露的分娩机制。分娩镇痛。

【学时数】

2 学时。

【见习内容】

一、病史采集要点

1. 现病史

（1）此次停经多久。

（2）有无无规律性下腹痛，有无阴道流血、流液等。

（3）体力、饮食、睡眠及大小便如何。

2. 其他相关病史

（1）既往月经是否规律，有无月经失调病史。

（2）既往有无心、肺、肝脏及肾脏疾病史。

（3）有无药物过敏史。

（4）个人史：年龄、职业，有无吸烟及吸毒史。

（5）既往孕产史：既往有无晚期自然流产、引产或分娩史；有无产后出血或产褥感染史。

二、体查要点

1. 体温、脉搏、呼吸、心率、血压、体重及一般情况。

2. 腹部检查　观察腹部形状，四步触诊法判断胎先露及胎方位，检查宫缩的持续时间及强弱，用胎心听诊器或胎心监护仪监测胎心。

3. 肛查　了解宫颈软硬程度、厚薄，宫口扩张程度（其直径以厘米计算），是否破膜，骨盆腔大小，确定胎位以及胎头下降程度。

4. 阴道检查　能直接摸清胎头，并能触清矢状缝及囟门确定胎位、宫口扩张程度，以决定其分娩方式。适用于肛查胎先露部不明、宫口扩张及胎头下降程度不明、疑有脐带先露或脐带脱垂、轻度头盆不称、经试产 4～6 小时产程进展缓慢者。

三、辅助检查报告单展示

胎儿监护报告：描述胎心基线率及变异，宫缩后有无减速出现及减速的类型。

主要内容：妊娠满 28 周及以后的胎儿及其附

属物，从临产发动至从母体全部娩出的过程，称分娩。妊娠满 28 周至不满 37 足周间分娩称早产；妊娠满 37 周至不满 42 足周间分娩称足月产；妊娠满 42 周及其后分娩称过期产。

1. 影响分娩的因素　包括产力、产道、胎儿及精神心理因素，若各因素均正常并能相互适应，胎儿顺利经阴道自然娩出，为正常分娩。

（1）产力

1）将胎儿及其附属物从子宫内逼出的力量称产力。

2）产力包括子宫收缩力、腹肌及膈肌收缩力（统称腹压）和肛提肌收缩力。子宫收缩力是临产后的主要产力，贯穿于整个分娩过程。

3）宫缩特点有：节律性、对称性、极性及缩复作用。

（2）产道：产道是胎儿娩出的通道，分为骨产道与软产道 2 部分。

1）骨产道：骨产道指真骨盆，是产道的重要部分。骨产道的大小、形状与分娩关系密切。①骨盆腔分为 3 个平面：骨盆入口平面、中骨盆平面及出口平面。②骨盆轴：为连接骨盆各平面中点的曲线。此轴上段向下向后，中段向下，下段向下向前。分娩时，胎儿沿此轴娩出。助产时应按骨盆轴方向协助胎儿娩出。③骨盆倾斜度：指妇女直立时，骨盆入口平面与地平面所形成的角度，一般为 60°。若倾斜度过大，常影响胎头衔接。

2）软产道：是由子宫下段、宫颈、阴道及骨盆底软组织构成的弯曲管道。①子宫下段的形成：由非孕时长约 1cm 的子宫峡部伸展形成至长 7～10cm；②宫颈的变化：初产妇多是宫颈管先消失而宫口后扩张，经产妇多是宫颈管消失与宫口扩张同时进行（临产后，宫口扩张主要是子宫收缩及缩复向上牵拉的结果）；③骨盆底的变化：胎先露部下降直接压迫骨盆底，使软产道下段形成一个向前弯的长筒，前壁短后壁长；④阴道的变化：阴道外口开向前上方，阴道黏膜皱襞展平使腔道加宽；⑤会阴的变化：肛提肌向下及向两侧扩展，肌束分开，肌纤维拉长，使 5cm 厚的会阴体变成 2～4mm，以利胎儿通过。

（3）胎儿：胎儿能否顺利通过产道，除产力和产道因素外，还取决于胎儿大小、胎位及有无畸形。

1）胎儿大小：是决定分娩难易的重要因素之一。胎儿过大致胎头径线大时，尽管骨盆正常大，也可引起相对性头盆不称造成难产。在分娩过程中，通过颅缝轻度重叠使头颅变形，缩小头颅体积，有利于胎头娩出。胎头径线主要有：①双顶径

（BPD）：为两顶骨隆突间的距离，是胎头最大横径，临床用 B 型超声测此值判断胎儿大小，妊娠足月时平均值约为 9.3cm；②枕额径：为鼻根至枕骨隆突的距离，胎头以此径衔接，妊娠足月时平均值约为 11.3cm；③枕下前囟径：为前囟中央至枕骨隆突下方的距离，胎头俯屈后以此径通过产道，妊娠足月时平均值约为 9.3cm。

2）胎位：产道为一纵行管道。若为纵产式（头先露或臀先露），胎体纵轴与骨盆轴相一致，容易通过产道。矢状缝和囟门是确定胎位的重要标志。①枕先露：胎头先通过产道，较臀先露易娩出；②头先露：在分娩过程中颅骨重叠，使胎头变形、周径变小，有利于胎头娩出；③臀先露：胎臀先娩出，较胎头周径小且软，阴道不会充分扩张，当胎头娩出时又无变形机会，造成胎头娩出困难；④肩先露：胎体纵轴与骨盆轴垂直，妊娠足月活胎不能通过产道，对母儿威胁极大。

2. 枕左前位的分娩机制　分娩机制指胎儿先露部随着骨盆各平面的不同形态，被动地进行一连串适应性转动，以其最小径线通过产道的全过程。

（1）衔接

1）胎头双顶径进入骨盆入口平面，胎头颅骨最低点接近或达到坐骨棘水平，称衔接。

2）胎头以半俯屈状态进入骨盆入口，以枕额径衔接，由于枕额径大于骨盆入口前后径，胎头矢状缝坐落在骨盆入口右斜径上，胎头枕骨在骨盆左前方。

3）经产妇多在分娩开始后胎头衔接，部分初产妇在预产期前 1～2 周内胎头衔接。若初产妇已临产而胎头仍未衔接，应警惕有头盆不称。

（2）下降

1）胎头沿骨盆轴前进的动作称下降。

2）下降动作贯穿于分娩全过程，与其他动作相伴随。

3）下降动作呈间歇性，宫缩时胎头下降，间歇时胎头又稍退缩。

4）临床上注意观察胎头下降程度，作为判断产程进展的重要标志之一。

（3）俯屈：当胎头下降至骨盆底时，原来处于半俯屈的胎头枕部遇肛提肌阻力，借杠杆作用进一步俯屈，使下额接近胸部，变胎头衔接时的枕额周径（平均 34.8cm）为枕下前囟周径（平均 32.6cm），以最小径线适应产道。

（4）内旋转

1）胎头到达中骨盆，为适应中骨盆及骨盆出口前后径大于横径的特点而旋转，使其矢状缝与中骨盆及骨盆出口前后径相一致的动作称内旋转。

2）内旋转有利于胎头下降。枕左前位时，胎头向前向中线旋转 45°，后囟转至耻骨弓下。

胎头于第一产程末完成内旋转动作。

（5）仰伸

1）完成内旋转后，当胎头下降达阴道外口时，宫缩和腹压继续迫使胎头下降，而肛提肌收缩力又将胎头向前推进。

2）两者的共同作用（合力）使胎头沿骨盆轴下段向下向前的方向转向前，胎头枕骨下部达耻骨联合下缘时，以耻骨弓为支点，使胎头逐渐仰伸，胎头的顶、额、鼻、口、颏相继娩出。

（6）复位及外旋转

1）胎头娩出时，胎径沿骨盆入口左斜径下降。胎头娩出后，为使胎头与胎肩恢复正常解剖关系，胎头枕部向左旋转 45°称复位。

2）胎肩在盆腔内继续下降，前肩向前向中线旋转 45°，胎儿双肩径转成与骨盆出口前后径相一致的方向，胎头枕部需在外继续向左旋转 45°，以保持胎头与胎肩的垂直关系，称外旋转。

（7）胎儿娩出：胎头完成外旋转后，胎儿前肩在耻骨弓下先娩出，随即后肩从会阴前缘娩出。胎儿双肩娩出后，胎体及胎儿下肢随之取侧位顺利娩出。至此，胎儿娩出过程全部完成。

必须指出：分娩机制各动作虽分别介绍，但却是连续进行的，下降动作始终贯穿于分娩全过程。

3. 先兆临产及临产的诊断

（1）先兆临产：分娩发动前出现预示孕妇不久将临产的症状称先兆临产。

其表现有假临产、胎儿下降感及见红。

（2）临产：临产开始的标志为有规律且逐渐增强的子宫收缩，持续 30 秒或以上，间歇 5～6 分钟，同时伴随进行性宫颈管消失、宫口扩张和胎先露部下降。

（3）总产程及产程分期：总产程即分娩全过程，指从开始出现规律宫缩直到胎儿胎盘娩出。临床分为 3 个产程。

1）第一产程：又称宫颈扩张期。从开始出现间歇 5～6 分钟的规律宫缩到宫口开全。初产妇约需 11～12 小时，经产妇约需 6～8 小时。

2）第二产程：又称胎儿娩出期。从宫口开全到胎儿娩出。初产妇约需 1～2 小时，经产妇通常数分钟即可完成，但也有长达 1 小时者。

3）第三产程：又称胎盘娩出期。从胎儿娩出到胎盘娩出，约需 5～15 分钟，不应超过 30 分钟。

4. 第一产程的观察及处理　为了细致观察产

程，发现异常能尽早处理，目前多采用产程图。产程图横坐标为临产时间（小时），纵坐标左侧为宫口扩张程度（cm），右侧为先露下降程度（cm），画出宫口扩张曲线和胎头下降曲线，对产程进展可一目了然。

（1）子宫收缩：产程开始时，宫缩持续时间较短（约30秒）且弱，间歇期较长（5～6分钟）。随产程进展，持续时间渐长（50～60秒）且强度增加，间歇期渐短（2～3分钟）。当宫口近开全时，宫缩持续时间可长达1分钟或以上，间歇期仅1～2分钟。

（2）胎心

1）用听诊器：潜伏期在宫缩间歇时每隔1～2小时听胎心1次。进入活跃期后宫缩频繁时应15～30分钟听胎心1次。

2）用胎儿监护仪：可观察胎心率的变异及其与宫缩、胎动的关系。此法能判断胎儿在宫内的状态，明显优于用听诊器。

3）宫口扩张及胎头下降：描记宫口扩张曲线及胎头下降曲线，是产程图中重要的两项，最能说明产程进展情况，并能指导产程的处理。宫口扩张曲线：第一产程分为潜伏期和活跃期。①潜伏期：指从开始出现规律宫缩至宫口扩张3cm。此期间扩张速度较慢，平均每2～3小时扩张1cm，约需8

小时，最大时限为 16 小时，超过 16 小时称潜伏期延长。②活跃期：指宫口扩张 3～10cm。此期间扩张速度明显加快，约需 4 小时，最大时限为 8 小时。超过 8 小时称活跃期延长，可疑有难产因素存在。活跃期又划分 3 期，即最初是加速期、最大加速期、最后是减速期，然后进入第二产程。

4）胎头下降曲线：是以坐骨棘平面来判断胎头高低。胎头颅骨最低点平坐骨棘平面时，以"0"表达；在坐骨棘平面上 1cm 时，以"-1"表达；在坐骨棘平面下 1cm 时，以"+1"表达，余依此类推。胎头于潜伏期下降不明显，于活跃期下降加快，平均每小时下降 0.86cm，可作为估计分娩难易的有效指标之一。

（3）胎膜破裂

1）胎膜多在宫口近开全时自然破裂，前羊水流出。一旦胎膜破裂，应立即听胎心，观察羊水性状、颜色和流出量，并记录破膜时间。

2）先露为胎头时羊水呈黄绿色混有胎粪，警惕胎儿窘迫，应立即行阴道检查，明确有无脐带脱垂，并给予紧急处理。

3）羊水清而胎头仍浮动未入盆时，需卧床防止脐带脱垂。若破膜超过 12 小时尚未分娩，应给予抗炎药物预防感染。

（4）精神安慰：产妇的精神状态能够影响宫缩和产程进展。

（5）血压：第一产程期间，宫缩时血压常升高5～10mmHg，间歇期恢复原状。应每隔4～6小时1次。

（6）饮食：鼓励产妇少量多次进食，吃高热量、易消化食物，并注意摄入足够水分，以保证精力和体力充沛。

（7）活动与休息：临产后，若宫缩不强，未破膜，产妇可在病室内活动，加速产程进展。若初产妇宫口近开全，或经产妇宫口已扩张4cm时，应卧床并行左侧卧位。

（8）排尿与排便

1）临产后，应鼓励产妇每2～4小时排尿1次，以免膀胱充盈影响宫缩及胎头下降。

2）初产妇宫口扩张<4cm、经产妇<2cm时应行温肥皂水灌肠，既能清除粪便避免分娩时排便污染，又能通过反射作用刺激宫缩加速产程进展。

3）胎膜早破、阴道流血、胎头未衔接、胎位异常、有剖宫产史、宫缩强估计1小时内即将分娩以及患严重心脏病等，均不宜灌肠。

（9）肛门检查

1）临产初期隔4小时查1次，经产妇或宫缩频者间隔应缩短。

2）肛查能了解宫颈软硬程度、厚薄，宫口扩张程度（其直径以 cm 计算），是否破膜，骨盆腔大小，确定胎位以及胎头下降程度。

（10）阴道检查：应在严密消毒后进行，并不增加感染机会。阴道检查能直接摸清胎头，并能触清矢状缝及囟门确定胎位、宫口扩张程度。适用于肛查不清、宫口扩张及胎头下降程度不明、疑有脐带先露或脐带脱垂、轻度头盆不称经试产 4～6 小时产程进展缓慢者。

5. 第二产程的观察及处理

（1）密切监测胎心：通常每 5～10 分钟听一次，必要时用胎儿监护仪观察胎心率及其基线变异。若发现胎心确有变化，应立即做阴道检查，尽快结束分娩。

（2）指导产妇屏气：宫口开全后，指导产妇正确运用腹压。若发现第二产程延长，应及时查找原因，尽量采取措施结束分娩，避免胎头长时间受压。

（3）接产准备：初产妇宫口开全、经产妇宫口扩张 4cm 且宫缩规律有力时，应将产妇送至产室，做好接产准备工作。

（4）接产

1）要领：保护会阴的同时，协助胎头俯屈，让胎头以最小径线在宫缩间歇时缓慢地通过阴道口,是预防会阴撕裂的关键,还必须正确娩出胎肩,胎肩娩出时也要注意保护好会阴。

2)步骤

A. 接产者站在产妇右侧,当胎头拨露使阴唇后联合紧张时,应开始保护会阴;同时左手应轻轻下压胎头枕部,协助胎头俯屈和使胎头缓慢下降。

B. 宫缩间歇时,保护会阴的右手稍放松,以免压迫过久引起会阴水肿。

C. 当胎头枕部在耻骨弓下露出时,左手应按分娩机制协助胎头仰伸。

D. 若宫缩强,应嘱产妇张口哈气消除腹压作用,让产妇在宫缩间歇时稍向下屏气,使胎头缓慢娩出。

E. 当胎头娩出见有脐带绕颈1周且较松时,可用手将脐带顺胎肩推下或从胎头滑下。若脐带绕颈过紧或绕颈2周或以上,可先用两把血管钳将其一段夹住从中剪断脐带,注意勿伤及胎儿颈部。

F. 胎头娩出后,右手仍应注意保护会阴,不要急于娩出胎肩,而应先以左手自鼻根向下颈挤压,挤出口鼻内的黏液和羊水,然后协助胎头复位及外旋转,使胎儿双肩径与骨盆出口前后径相一致。接产者的左手向下轻压胎儿颈部,使前肩从耻骨弓下先娩出,再托胎颈向上使后肩从会阴前缘缓慢娩出。

G. 双肩娩出后，保护会阴的右手方可放松，然后双手助胎体及下肢相继以侧位娩出，并记录胎儿娩出时间。

H. 胎儿娩出后 1～2 分钟内断扎脐带，胎儿娩出后，在产妇臀下放一弯盘接血，以测量出血量。

3）会阴切开指征：①会阴过紧或胎儿过大，估计分娩时会阴撕裂不可避免者；②母儿有病理情况急需结束分娩者。切开方式有会阴侧切开术及会阴正中切开术。

6. 第三产程的观察及处理

（1）胎盘剥离征象

1）宫体变硬呈球形，胎盘剥离后降至子宫下段，下段被扩张，宫体呈狭长形被推向上，宫底升高达脐上。

2）剥离的胎盘降至子宫下段，阴道口外露的一段脐带自行延长。

3）阴道少量流血。

4）用手掌尺侧在产妇耻骨联合上方轻压子宫下段时，宫体上升而外露的脐带不再回缩。

（2）新生儿处理

1）清理呼吸道：断脐后用新生儿吸痰管或导尿管轻轻吸除新生儿咽部及鼻腔黏液和羊水，以免发生吸入性肺炎。当确认呼吸道黏液和羊水已吸净而仍未啼哭时，可用手轻拍新生儿足底。新生儿大声啼哭表示呼吸道已通畅。

2）阿普加评分及其意义：新生儿阿普加评分法用以判断有无新生儿窒息及窒息严重程度，是以出生后 1 分钟内的心率、呼吸、肌张力、喉反射及皮肤颜色 5 项体征为依据，每项为 0~2 分，满分为 10 分。①8~10 分属正常新生儿；②4~7 分为轻度窒息，需清理呼吸道、人工呼吸、吸氧、用药等措施才能恢复；③0~3 分缺氧严重为重度窒息，需紧急抢救，行喉镜在直视下气管内插管并给氧；④缺氧较严重和严重的新生儿，应在出生后 5 分钟、10 分钟时再次评分，直至连续两次均 8 分为止。

3）处理脐带。

4）擦净新生儿足底胎脂，打足印及母亲拇指印于新生儿病历上，经详细体格检查后，系以标明新生儿性别、体重、出生时间、母亲姓名和床号的手腕带和包被，将新生儿抱给母亲，让母亲将新生儿抱在怀中进行首次吸吮乳头。

（3）协助胎盘娩出：当确认胎盘已完全剥离时，子宫收缩时左手向下压宫底，右手轻拉脐带，协助娩出胎盘。

（4）检查胎盘胎膜

1）将胎盘铺平，先检查胎盘母体面胎盘小叶有无缺损。

2）将胎盘提起，检查胎膜是否完整，再检查胎盘胎儿面边缘有无血管断裂，及时发现副胎盘。

3）若有副胎盘、部分胎盘残留或大部分胎膜残留时，应在无菌操作下伸手入宫腔取出残留组织。若确认仅有少许胎膜残留，可给予子宫收缩剂待其自然排出。

（5）检查软产道：胎盘娩出后，应仔细检查会阴、小阴唇内侧、尿道口周围、阴道及宫颈有无裂伤。若有裂伤，应立即缝合。

（6）预防产后出血：正常分娩出血量多数不超过 300ml。遇既往有产后出血史或易发生宫缩乏力的产妇，可在胎儿前肩娩出时静脉滴注麦角新碱 0.2mg，或缩宫素 10U 加于 25% 葡萄糖液静脉滴注，也可在胎儿娩出后立即经脐静脉快速注入，内加缩宫素 10U 生理盐水 20ml，均能促使胎盘迅速剥离、减少出血。若胎盘未全剥离而出血多时，应行手取胎盘术。若胎盘娩出后出血多时，可经下腹部直接注入宫体肌壁内或肌内注射麦角新碱 0.2～0.4mg，并将缩宫素 20U 加于 5% 葡萄糖液 500ml 内静脉滴注。

（7）手取胎盘术

1）若检查发现宫颈内口较紧者，应肌内注射阿托品 0.5mg 及哌替啶 100mg。

2）术者更换手术衣及手套，外阴再次消毒后，将一手手指并拢呈圆锥状直接伸入宫腔，手掌面向着胎盘母体面，手指并拢以手掌尺侧缘缓慢将胎盘从边缘开始逐渐自子宫壁分离，另手在腹部按压宫底。

3）待确认胎盘已全部剥离，方可取出胎盘。

4）取出后立即肌内注射子宫收缩剂。

注意：操作必须轻柔，避免暴力强行剥离或用手抓挖子宫壁导致穿破子宫。若找不到疏松的剥离面不能分离者，可能是植入性胎盘，不应强行剥离。取出的胎盘需立即检查是否完整，若有缺损应再次以手伸入宫腔清除残留胎盘及胎膜，但应尽量减少进入宫腔的次数。

【复习思考题】

1. 影响分娩的主要因素有哪些？最主要的产力是什么？它有什么特点？

2. 简述枕先露的分娩机制。

3. 如何诊断临产？总产程及 3 个产程是如何划分的？潜伏期和活跃期的定义是什么？其最大时限分别是多少？

4. 胎盘剥离的征象有哪些？

5. 简述新生儿阿普加评分。

6. 正常分娩产后出血量一般不超过多少？

见习五　产科疾病讨论（一）

【目的要求】

1. 掌握孕早期出血的常见病异位妊娠、流产的临床表现、诊断、治疗原则。

2. 掌握孕晚期出血的常见病胎盘早剥、前置胎盘的临床表现，诊断，治疗原则。

3. 掌握孕早期出血及孕晚期出血疾病之间的鉴别诊断

【预习内容】

孕期出血相关疾病：①早期出血：流产、异位妊娠；②晚期出血：胎盘早剥、前置胎盘异位。

【学时数】

2 学时。

【见习内容】

疾病一　流产

一、病史采集要点

1. 现病史

（1）主要症状：停经后出现阴道流血及腹痛的特点。

（2）伴随症状：阴道有无组织物排出，是否有肛门坠胀感，是否发热，阴道分泌物有无异味。

（3）病情演变：何时出现阴道流血及腹痛，其发展演变过程如何。

（4）诊疗情况：在何处就诊过，做过何种检查，用何种药物及疗效如何。

（5）一般情况：精神、体力、饮食、大小便如何。

2. 其他相关病史

（1）有无药物过敏史。

（2）既往有无特殊病史（如慢性肾炎或高血压史，甲状腺功能低下等或生殖器官疾病）。

（3）个人史：年龄、职业，有无吸烟及吸毒史。

（4）月经史及孕产史：流产史（流产次数、最近一次流产时间）。

二、体查要点

1. 一般情况　面色、脉搏、血压、体温。

2. 盆腔检查　注意宫颈口是否扩张，羊膜囊是否膨出，有无妊娠产物堵塞于宫颈口内；子宫大小与停经周数是否相符，有无压痛等。并应检查双侧附件有无肿块、增厚及压痛。

三、辅助检查报告单展示

1. HCG 测定　早早孕诊断试纸条法（＋）或血 β-HCG 的定量测定高于正常。

2. B 型超声诊断 描述子宫大小，宫内妊娠囊的大小、形态、有无胎心反射及胎动。

3. 其他激素测定 主要是血孕酮的测定。

四、主要知识内容

1. 症状 流产的主要症状是阴道流血和腹痛。流产时腹痛系阵发性宫缩样疼痛，早期流产的全过程均伴有阴道流血。早期流产特点是阴道流血往往出现在腹痛之前；晚期流产则阴道流血出现在腹痛之后。

2. 流产类型

（1）先兆流产：指妊娠 28 周前，先出现少量阴道流血，继之常出现阵发性下腹痛或腰背痛，妇科检查宫颈口未开，胎膜未破，妊娠产物未排出，子宫大小与停经周数相符，妊娠有希望继续者。

（2）难免流产：由先兆流产发展而来，妇科检查宫颈口已扩张，有时可见胚胎组织或胎囊堵塞于宫颈口内，子宫大小与停经周数相符或略小。

（3）不全流产：指妊娠产物已部分排出体外，尚有部分残留于宫腔内，由难免流产发展而来，一般子宫小于停经周数。

（4）完全流产：指妊娠产物已全部排出，阴道流血逐渐停止，腹痛逐渐消失。妇科检查宫颈口已关闭，子宫接近正常大小。

此外，流产有 3 种特殊情况。

（5）稽留流产：指胚胎或胎儿已死亡滞留在宫腔内尚未自然排出者。妇科检查宫颈口未开，子宫较停经周数小，质地不软。未闻及胎心。

（6）习惯性流产：指自然流产连续发生 3 次或以上者。

（7）流产感染：流产过程中，若阴道流血时间过长、有组织残留于宫腔内或非法堕胎等，有可能引起宫腔内感染，严重时感染可扩展到盆腔、腹腔乃至全身，并发盆腔炎、腹膜炎、败血症及感染性休克等，称流产感染。

3. 辅助检查

（1）B 型超声检查：对疑为先兆流产者，可根据妊娠囊的形态、有无胎心反射及胎动，确定胚胎或胎儿是否存活以指导正确的治疗方法。不全流产及稽留流产等均可借助 B 型超声检查加以确定。B 超对鉴别诊断与确定流产类型有实际价值。

（2）妊娠试验：早早孕诊断试纸条法（＋）或血 β-HCG 的定量测定高于正常，为进一步了解流产的预后，进行血的定量测定。

（3）其他激素测定：主要有血孕酮的测定，可以协助判断先兆流产的预后。

4. 诊断

（1）诊断依据

1）停经后阴道流血和腹痛，伴或不伴有组织物排出，有时伴有发热。

2）妇科检查宫口未开或开大，有时有组织物堵塞，子宫增大与停经周数相符或小于停经周数，感染后有压痛。

3）尿 HCG（＋）或血 P-HCG 的定量测定高于正常，B 型超声检查可根据妊娠囊的形态、有无胎心反射及胎动，确定胚胎或胎儿是否存活；其他激素主要有血孕酮的测定。

（2）完整诊断：确诊流产后，还应确定流产的临床类型。

5. 治疗

（1）先兆流产

1）应卧床休息，必要时给以对胎儿危害小的镇静剂。

2）每日肌内注射黄体酮 20mg，对黄体功能不足的患者，具有保胎效果。

3）维生素 E 及小剂量甲状腺粉（适用于甲状腺功能低下患者）也可应用。

4）对先兆流产患者的心理治疗也很重要。

（2）难免流产：一旦确诊，应尽早使胚胎及胎盘组织完全排出。

（3）不全流产：一经确诊，应及时行吸宫术或钳刮术，以清除宫腔内残留组织。

（4）完全流产：如无感染征象，一般不需特殊处理。

（5）稽留流产

1）处理前，应检查血常规、出凝血时间、血小板计数、血纤维蛋白原、凝血酶原时间、凝血块收缩试验及血浆鱼精蛋白副凝试验（3P试验）等，并做好输血准备。

2）子宫小于12孕周者，可行刮宫术，术时注射宫缩剂以减少出血，一次不能刮净，可于 5～7 日后再次刮宫。

3）子宫大于12孕周者，应进行引产，促使胎儿、胎盘排出。

4）若凝血功能障碍，应尽早使用肝素、纤维蛋白原及输新鲜血等，待凝血功能好转后，再行引产或刮宫。

（6）习惯性流产

1）有习惯性流产史的妇女，应在怀孕前进行必要检查，包括卵巢功能检查、夫妇双方染色体检查与血型鉴定及其丈夫的精液检查，女方尚需进行生殖道的详细检查，查出原因。

2）若能纠治者，应于怀孕前治疗。

3）原因不明的习惯性流产妇女，可按黄体功能不足给以黄体酮治疗。

4）宫颈内口松弛者，于妊娠前做宫颈内口修补术，若已妊娠，最好于妊娠 14~16 周行宫颈内口环扎术。

（7）流产感染：流产感染多为不全流产合并感染。

1）治疗原则：应积极控制感染，若阴道流血不多，应用广谱抗生素 2~3 日，待控制感染后再行刮宫，清除宫腔残留组织以止血。

2）若阴道流血量多，静脉滴注广谱抗生素和输血的同时，用卵圆钳将宫腔内残留组织夹出，使出血减少，切不可用刮匙全面搔刮宫腔，以免造成感染扩散。

【复习思考题】

1. 试述自然流产的临床表现及诊断检查的方法。

2. 自然流产的治疗原则是什么？

疾病二　异位妊娠

一、病史采集要点

1. 现病史

（1）主要症状：停经后出现阴道流血及腹痛的特点。

（2）伴随症状：是否有肛门坠胀感，有无头昏、乏力，有无晕倒，是否发热，阴道分泌物有无异味。

（3）病情演变：何时出现阴道流血及腹痛，其发展演变过程如何。

（4）诊疗情况：在何处就诊过，做过何种检查，用何种药物及疗效如何。

（5）一般情况：精神、体力、饮食、大小便如何。

2. 其他相关病史

（1）有无药物过敏史及输血史。

（2）既往有无特殊病史（如输卵管手术史等）。

（3）个人史：年龄、职业、有无吸烟及吸毒史。

（4）月经史及孕产史：既往月经情况、妊娠分娩史、流产史（流产次数、最近一次流产时间），何种方法避孕。

二、体查要点

1. 一般情况 神志、面色、脉搏、血压、体温。

2. 腹部检查 下腹有无压痛及反跳痛，哪一侧显著，腹肌有无紧张，下腹部可否触及包块，叩诊有无移动性浊音。

3. 盆腔检查 阴道内有无血液，阴道后穹隆是否饱满，有无触痛。宫颈有无举痛或摇摆痛，子宫大小、质地，子宫有无漂浮感，子宫一侧或盆腔内是否可触及肿块。

三、辅助检查报告单展示

1. HCG测定　尿HCG阳性或血HCG高于正常。

2. B型超声　检查宫腔内空虚，未见明显妊娠囊及妊娠产物，宫旁出现低回声区，其内可探及胚芽及原始心管搏动。盆腔内可探及不规则液暗区。

四、主要知识内容

1. 定义及分类　受精卵在子宫体腔以外着床称异位妊娠，习称宫外孕。异位妊娠依受精卵在子宫体腔外种植部位不同而分为输卵管妊娠、卵巢妊娠、腹腔妊娠、阔韧带妊娠、宫颈妊娠。以输卵管妊娠最多见（约占95%）。本章以输卵管妊娠为代表进行介绍。

2. 病因

（1）输卵管炎症：可分为输卵管黏膜炎和输卵管周围炎，两者均为输卵管妊娠的常见病因。

（2）输卵管手术：输卵管绝育史及手术史者，输卵管妊娠的发生率约为10%～20%。

（3）输卵管发育不良或功能异常：输卵管过长、肌层发育差、黏膜纤毛缺乏、双输卵管、憩室等，均可成为输卵管妊娠的原因。

（4）辅助生殖技术：近年来随着辅助生殖技术的应用，使输卵管妊娠的发生率增加，既往少见的异位妊娠如卵巢妊娠、宫颈妊娠、腹腔妊娠的发生率增加。

（5）避孕失败：宫内节育器避孕失败，发生异位妊娠的机会较大。

3. 病理输卵管妊娠的变化与结局。

（1）输卵管妊娠的特点：输卵管管腔狭小，管壁薄且缺乏黏膜下组织，其肌层远不如子宫肌壁厚与坚韧，妊娠时又不能形成完好的蜕膜，不能适应胚胎的生长发育，将发生以下结局。

1）输卵管妊娠流产：多见于输卵管壶腹部妊娠，发病多在妊娠 8～12 周。根据囊胚剥离情况，可形成输卵管完全流产及不全流产。

2）输卵管妊娠破裂：多见于妊娠 6 周左右输卵管壶腹部妊娠。输卵管间质部妊娠虽少见，但后果严重，其结局几乎全为输卵管妊娠破裂，破裂常发生于孕 12～16 周。其破裂犹如子宫破裂，症状极为严重，往往在短时期内出现低血容量休克症状。

3）陈旧性宫外孕：输卵管妊娠流产或破裂，若长期反复的内出血所形成的盆腔血肿不消散，血肿机化变硬并与周围组织粘连，临床上称为陈旧性宫外孕。

4）继发性腹腔妊娠：不论输卵管妊娠流产或破裂，囊胚从输卵管排出到腹腔内或阔韧带内，若存活胚胎的绒毛组织仍附着于原位或排至腹腔后重新种植而获得营养，可继续生长发育形成继发性腹腔妊娠。

（2）子宫的变化

1）子宫增大变软。

2）子宫内膜出现蜕膜反应。

3）子宫内膜的形态学改变呈多样性，除内膜呈蜕膜改变外，内膜可呈增生期改变，有时可见Arias-Stella （A-S）反应及呈分泌反应。

4. 临床表现　输卵管妊娠的临床表现与受精卵着床部位、有无流产或破裂以及出血量多少与时间长短等有关。典型的症状为腹痛与阴道流血。

（1）症状

1）停经：除输卵管间质部妊娠停经时间较长外，多有 6~8 周停经。约有 20%～30%患者无明显停经史。

2）腹痛：是输卵管妊娠患者就诊的主要症状。①输卵管妊娠发生流产或破裂之前，常表现为一侧下腹部隐痛或酸胀感；②当发生输卵管流产或破裂时，患者突感一侧下腹部撕裂样疼痛，常伴有恶心、呕吐；③若血液局限于病变区，主要表现为下腹部疼痛，当血液积聚于直肠子宫陷凹处时，出现肛门坠胀感；④随着血液由下腹部流向全腹，疼痛可由下腹部向全腹部扩散，甚至可引起肩胛部放射性疼痛。

3）阴道流血：常有不规则阴道流血，色暗红或深褐，量少呈点滴状，一般不超过月经量，少数患者阴道流血量较多，类似月经。阴道流血可伴有蜕膜管型或蜕膜碎片排出。阴道流血一般常在病灶除去后方能停止。

4）晕厥与休克：由于腹腔急性内出血及剧烈腹痛，轻者出现晕厥，严重者出现失血性休克。出血量越多越快，症状出现也越迅速越严重，但与阴道流血量不成正比。

5）腹部包块：当输卵管妊娠流产或破裂所形成的血肿时间较久者，因血液凝固与周围组织或器官（如子宫、输卵管、卵巢、肠管或大网膜等）发生粘连形成包块，包块较大或位置较高者，可于腹部扪及。

（2）体征

1）一般情况：腹腔内出血较多时，呈贫血貌。大量出血时，患者可出现面色苍白、脉快而细弱、血压下降等休克表现。体温一般正常，休克时体温略低，腹腔内血液吸收时体温略升高，但不超过38℃。

2）腹部检查：下腹有明显压痛及反跳痛，尤以患侧为著，但腹肌紧张轻微。出血较多时，叩诊有移动性浊音。有些患者下腹部可触及包块。

3）盆腔检查：①阴道内常有少量血液；②输

卵管妊娠未发生流产或破裂者，除子宫略大较软外，仔细检查可能触及胀大的输卵管及轻度压痛；③输卵管妊娠流产或破裂者，阴道后穹隆饱满，有触痛；宫颈举痛或摇摆痛明显，此为输卵管妊娠的主要体征之一；④内出血多时，检查子宫有漂浮感；⑤子宫一侧或其后方可触及肿块，其大小、形状、质地常有变化，边界多不清楚，触痛明显；病变持续较久时，肿块机化变硬，边界亦渐清楚；⑥输卵管间质部妊娠时，子宫大小与停经月份基本符合，但子宫不对称，一侧角部突出，破裂所致的征象与子宫破裂极相似。

5. 辅助检查

（1）HCG测定：尿 HCG 阳性或血 HCG 高于正常可诊断妊娠。β-HCG 测定是早期诊断异位妊娠的重要方法，且对保守治疗的效果评价具有重要意义。

（2）B型超声检查：宫腔内空虚，未见明显妊娠囊及妊娠产物，宫旁出现低回声区，其内可探及胚芽及原始心管搏动。盆腔内可探及不规则液暗区。

（3）阴道后穹隆穿刺：是一种简单可靠的诊断方法，适用于疑有腹腔内出血的患者。抽出暗红色不凝固血液，说明有血腹症存在。陈旧性宫外孕时，可以抽出小血块或不凝固的陈旧血液。后穹隆穿刺阴性不能否定输卵管妊娠存在。

（4）腹腔镜检查：该检查不仅作为诊断异位妊娠的金标准，而且可以在确定诊断的情况下起到治疗作用。早期异位妊娠患者，腹腔镜下可见一侧输卵管肿大，表面紫蓝色，腹腔内无出血或有少量出血。大量腹腔内出血或伴有休克者，禁做腹腔镜检查。

（5）子宫内膜病理检查：目前很少依靠诊断性刮宫协助诊断，诊刮仅适用于阴道流血量较多的患者，目的在于排除同时合并宫内妊娠流产。将宫腔排出物或刮出物做病理检查，切片中仅见蜕膜未见绒毛有助于诊断异位妊娠。

6. 诊断　输卵管妊娠未发生流产或破裂时，临床表现不明显，诊断较困难，往往需采用辅助检查方能确诊。

（1）诊断依据

1）病史：有停经或无明显停经史；下腹疼痛有或无肛门坠胀感；伴不规则阴道流血，甚至有膜状组织物排出。有时有晕厥与休克。

2）失血表现：贫血貌。大量出血时，患者可出现面色苍白、脉快而细弱、血压下降等休克表现。

3）腹部表现：下腹有明显压痛及反跳痛，但腹肌紧张轻微。出血较多时，叩诊有移动性浊音。有些患者下腹部可触及包块。

4）盆腔检查：阴道内常有少量血液。阴道后穹隆饱满，有触痛。宫颈举痛或摇摆痛明显，此为输卵管妊娠的主要体征之一。内出血多时，检查子宫有漂浮感。子宫一侧或其后方可触及肿块，边界多不清楚，触痛明显。

5）尿 HCG 阳性或血 HCG 高于正常；B 型超声检查，宫腔未见明显妊娠囊及妊娠产物，宫旁出现低回声区，其内可探及胚芽及原始心管搏动，盆腔内可探及不规则液暗区；阴道后穹隆穿刺抽出暗红色不凝固血液；腹腔镜检查及子宫内膜病理检查可帮助诊断。

（2）完整诊断：输卵管妊娠部位、流产或破裂，有无贫血、休克。

7. 鉴别诊断　输卵管妊娠应与流产、急性输卵管炎、急性阑尾炎、黄体破裂及卵巢囊肿蒂扭转相鉴别。

8. 治疗　异位妊娠的治疗方法有手术治疗、化学药物治疗及期待治疗。

（1）手术治疗：分为保守手术和根治手术。保守性手术为保留患侧输卵管手术，根治手术为切除患侧输卵管。

手术治疗适用于：①生命体征不稳定或有腹腔内出血征象者；②诊断不明确者；③异位妊娠有进展

者（如 β-HCG 处于高水平，附件区大包块等）；④随诊不可靠者；⑤期待疗法或药物治疗禁忌证者。

1）根治手术：适用于内出血并发休克的急症患者。输卵管间质部妊娠，应做子宫角部楔形切除及患侧输卵管切除，必要时切除子宫。

2）保守手术：适用于有生育要求的年轻妇女，特别是对侧输卵管已切除或有明显病变者。根据受精卵着床部位及输卵管病变情况选择术式，若为伞部妊娠可行挤压将妊娠产物挤出；壶腹部妊娠行输卵管切开术，取出胚胎再缝合；峡部妊娠行病变节段切除及端端吻合。手术若采用显微外科技术可提高以后的妊娠率。

3）腹腔镜手术：是近年来治疗异位妊娠的主要方法。

（2）药物治疗

1）化学药物治疗：主要适用于早期异位妊娠、要求保存生育能力的年轻患者。一般认为符合下列条件，可采用此法：①无药物治疗的禁忌证；②输卵管妊娠未发生破裂或流产；③输卵管妊娠包块直径＜4cm；④血 HCG＜2000U/L；⑤无明显内出血。

化疗一般采用全身用药，亦可采用局部用药。全身用药常用甲氨蝶呤（MTX），在治疗期间应用 B 型超声和 HCG 进行严密监测，并注意患者的病情变化及药物的毒副反应。局部用药可采用在 B 型超声引导下穿刺或在腹腔镜下将药物直接注入输卵管的妊娠囊内。

2）中医治疗：以活血化瘀消癥为治疗原则，但应严格掌握指征。

（3）期待疗法适用于：①疼痛轻微，出血少；②随诊可靠；③无输卵管妊娠破裂的证据；④血 HCG＜1000U/L，且继续下降；⑤输卵管妊娠包块直径＜3cm 或未探及；⑥无腹腔内出血。

在期待过程中要注意生命体征变化，腹痛变化，用 B 型超声和 HCG 进行严密监测。

【复习思考题】

1. 输卵管妊娠的病因是什么？

2. 输卵管妊娠的变化与结局如何？

3. 试述输卵管妊娠的临床表现，诊断检查的方法。

4. 输卵管妊娠的治疗原则是什么？

疾病三　前置胎盘

一、病史采集要点

1. 现病史

（1）孕妇的既往月经情况，末次月经时间，早孕反应情况，感觉胎动时间。

（2）主要症状：阴道流血出现于妊娠的什么时期，流血是否突然出现，量多少，可能的原因或诱因；有无外伤史等。

（3）伴随症状：有无头昏、乏力，有无晕倒，胎动情况如何，是否伴有阵发性腹痛。

（4）病情演变：阴道流血，其发展演变过程如何。

（5）诊疗经过：在何处就诊过，做过何种检查，用何种药物及疗效如何。

（6）一般情况：精神、体力、饮食、大小便如何。

2. 其他相关病史

（1）有无药物过敏史及输血史。

（2）既往有无特殊病史。

（3）个人史：年龄、职业，有无吸烟及吸毒史。

（4）月经史及孕产史：既往月经情况，妊娠分娩史，有无多次流产史，剖宫产史，是否为双胎妊娠。

二、体查要点

1. 体温、脉搏、呼吸、血压。

2. 注意孕妇的发育、营养、精神状态及浮肿情况。

3. 心肺　心尖搏动的位置，心界大小，心率、节律、心音、杂音；肺部有无啰音。

4. 腹部 注意腹形及大小，用软皮尺测量宫高和腹围，四部触诊法检查子宫大小、胎产式、胎先露、胎方位以及胎先露部是否衔接；触摸宫缩情况。听诊胎心音。注意耻骨联合上方是否听到胎盘杂音。

5. 骨盆测量 主要是骨盆外测量（髂棘间径、髂嵴间径、骶耻外径、坐骨结节间径等）。

6. 阴道检查一般不做阴道检查，必要时在输液、备血的情况下进行。了解宫颈质地、宫颈管消退情况，先露高低，宫口位置、开大情况，胎盘与宫口的关系。

三、辅助检查报告单展示

1. B 型超声检查 可清楚显示子宫壁、胎盘、胎先露部及宫颈的位置，并根据胎盘下缘与宫颈内口的关系确定前置胎盘的类型。阴道 B 型超声检查准确性更高。但 B 型超声诊断前置胎盘时必须注意妊娠周数（>28 周后）。

2. 血常规 阴道流血多时，血红蛋白（Hb）、红细胞（RBC）、血细胞比容（HCT）下降。

3. 典型胎儿监护图纸记录有胎心率的两种变化（胎心率基线及胎心率一过性变化）、胎心率与胎动及宫缩的关系。完全性前置胎盘患者阴道大量流血时胎心率有加速或减慢，甚至胎心音消失。

四、主要知识内容

1. 定义　妊娠 28 周以后，胎盘附着于子宫下段，甚至胎盘下缘达到或覆盖宫颈内口，其位置低于胎先露部，称前置胎盘。前置胎盘是妊娠晚期出血的最常见的原因，是妊娠晚期的严重并发症。

2. 病因

（1）子宫内膜病变与损伤：分娩、多次刮宫、子宫手术史等是前置胎盘的高危因素。

（2）胎盘面积过大：双胎胎盘较单胎胎盘大而伸展到子宫下段。

（3）胎盘异常：如副胎盘。

（4）受精卵滋养层发育迟缓：受精卵到达宫腔后滋养层尚未发育到能着床的阶段，继续移至子宫下段，并在该处生长发育形成前置胎盘。

3. 分类　以胎盘下缘与宫颈内口的关系，将前置胎盘分为 3 种类型。

（1）完全性前置胎盘：或称中央性前置胎盘，宫颈内口全部被胎盘组织所覆盖。

（2）部分前置胎盘：宫颈内口的一部分被胎盘组织所覆盖。

（3）边缘性前置胎盘：胎盘边缘附着于子宫下段甚至达宫颈内口，但不超越宫颈内口。

胎盘下缘与宫颈内口的关系，可因宫颈管的消失宫口扩张而改变。类型可因诊断时期不同而有改变。临产前的完全性前置胎盘，临产后因宫口扩张可变为部分性前置胎盘。目前均以处理前的最后一次检查来决定其分类。

4. 临床表现

（1）症状

1）前置胎盘的主要症状是妊娠晚期或临产时，发生无诱因无痛性反复阴道流血。阴道流血发生时间早晚、反复发生次数、出血量多少与前置胎盘类型关系密切。①完全性前置胎盘：往往初次出血时间早，在妊娠 28 周左右，反复出血次数频繁，量较多，有时一次大量出血使患者陷入休克状态；②边缘性前置胎盘：初次出血发生晚，多在妊娠 37～40 周或临产后，出血量也较少；③部分性前置胎盘：初次出血时间和出血量介于上述两者之间。

2）由于反复多次或大量阴道流血，患者出现贫血，贫血程度与出血量成正比，出血严重者可发生休克，还能导致胎儿缺氧、窘迫，甚至死亡。

（2）体征

1）患者一般状况随出血量而定，大量出血呈现面色苍白、脉搏微弱、血压下降等休克征象。

2）腹部检查见子宫软，无压痛，大小与停经周数相符。先露部高浮，胎位异常，有时耻骨联合上方可听到胎盘杂音。临产时检查宫缩为阵发性，间歇期子宫完全放松。

5. 辅助检查

（1）B 超检查：可清楚显示子宫壁、胎盘、胎先露部及宫颈的位置，并根据胎盘下缘与宫颈内口的关系确定前置胎盘的类型。阴道 B 型超声检查准确性更高，但 B 型超声诊断前置胎盘时必须注意妊娠周数（>28 周后）。若妊娠中期 B 型超声检查发现胎盘前置者，不宜诊断为前置胎盘，而应称胎盘前置状态。

（2）血常规：阴道流血多时，血红蛋白（Hb）、红细胞（RBC）、血细胞比容（HCT）下降。

（3）典型胎儿监护图纸：记录有胎心率的两种变化（胎心率基线及胎心率一过性变化）、胎心率与胎动及宫缩的关系。完全性前置胎盘患者阴道大量流血时胎心率有加速或减慢，甚至胎心音消失。

6. 诊断

（1）诊断依据

1）孕妇既往有多次分娩史、刮宫史、子宫手术史等。

2）妊娠晚期或临产时，发生无诱因无痛性反复阴道流血。

3）阴道大量出血时有面色苍白、脉搏微弱、血压下降等休克征象。腹部检查见子宫软,无压痛,大小与停经周数相符。先露部高浮,胎位异常,有时耻骨联合上方可听到胎盘杂音。临产时检查宫缩为阵发性,间歇期子宫完全放松。

4)B型超声检查:可清楚显示子宫壁、胎盘、胎先露部及宫颈的位置,并根据胎盘下缘与宫颈内口的关系确定前置胎盘的类型。

5)血常规、典型胎儿监护图纸提示。

6)产后检查胎盘及胎膜,若胎盘母体面有黑紫色陈旧血块附着或胎膜破口距胎盘边缘距离<7cm,则为前置胎盘。

(2)完整诊断:除诊断前置胎盘外,应注意前置胎盘的类型、胎儿情况。

7. 鉴别诊断　前置胎盘主要应与胎盘早剥,脐带帆状附着,前置血管破裂、胎盘边缘血窦破裂、宫颈病变等产前出血相鉴别。结合病史,通过B型超声检查及分娩后胎盘检查,一般不难鉴别。

8. 对母儿的影响

(1)产后出血。

(2)植入性胎盘。

(3)产褥感染。

(4)早产及围生儿死亡率高。

9. 治疗　处理原则是抑制宫缩、止血、纠正贫血和预防感染。根据阴道流血量、有无休克、妊娠周数、产次、胎位、胎儿是否存活，以及是否临产等做出决定。

（1）期待疗法：应在保证孕妇安全的前提下尽可能延长孕周，以提高围生儿存活率。适用于妊娠＜34周，胎儿体重＜2000g，胎儿存活，阴道流血量不多，一般情况良好的孕妇。

1）绝对卧床休息（左侧卧位），禁止阴道检查和肛查，阴道B超检查时操作应轻柔。

2）间断吸氧。

3）备血。

4）纠正贫血，必要时输血。

5）应用镇静剂及宫缩抑制剂，如地西泮、硫酸镁、沙丁胺醇等。

6）监测胎儿宫内情况。

7）需提前终止妊娠时，胎龄＜34周，应促胎肺成熟。期待至孕36周，各项指标说明胎儿已成熟者，可适时中止妊娠。

（2）终止妊娠

1）终止妊娠指征：①孕妇反复多量出血致贫血甚至休克者，无论胎儿成熟与否，为了母亲安全而终止妊娠；②胎龄达36周以后；③胎儿成熟度检查提示胎儿肺成熟者；④胎龄未达36周，出现胎儿窘迫或胎儿电子监护提示胎心异常者。

2）剖宫产术：剖宫产能迅速结束分娩，达到止血目的，使母儿相对安全，是目前处理前置胎盘的主要手段。

剖宫产的指征：①完全性前置胎盘，持续大量阴道流血；②部分性和边缘性前置胎盘出血多，短时间内无法结束分娩；③胎心异常。

剖宫产术注意事项：①积极纠正贫血，预防感染等，做好处理产后出血和抢救新生儿的准备；②切口选择应避开胎盘；③胎儿娩出后立即子宫肌壁内注射宫缩剂，预防产后出血；④出血量多时，用可吸收线局部"8"字缝扎，或宫腔及下段填纱条 24 小时后阴道抽出；⑤以上方法无效可行子宫动脉、髂内动脉结扎术，当出血多，患者处于休克状态或系完全性前置胎盘，应立即行子宫全切除术或低位子宫次全切除术（将胎盘附着的出血处切除）。

3）阴道分娩：仅适用于边缘性前置胎盘、枕先露、流血不多、估计在短时间内能结束分娩者。

4）紧急转送的处理：患者阴道大量流血而当地无条件处理时，先输液输血，在消毒下进行阴道填纱、腹部加压包扎，以暂时压迫止血，并迅速护送转院治疗。

【复习思考题】

1. 试述前置胎盘的定义、病因及分类。

2. 前置胎盘有哪些临床表现？

3. 前置胎盘终止妊娠的指征是什么？

疾病四 胎盘早剥

一、病史采集要点

1. 现病史

（1）孕妇的既往月经情况，末次月经时间，早孕反应情况，感觉胎动时间，孕期血压情况。

（2）发病前有无外伤、长时间仰卧位等诱因，是否为多胎妊娠。

（3）主要症状：发病缓急，腹痛的性质及程度，阴道流血量的多少，上述症状出现时间和持续时间，胎动情况。

（4）伴随症状：有无头晕、乏力等。

（5）诊疗情况：在何处就诊过，做过何种检查，用何种药物及疗效如何。

（6）一般情况：精神、体力、饮食、大小便如何。

2. 其他相关病史

（1）有无药物过敏史及输血史。

（2）既往有无慢性高血压、慢性肾炎、糖尿病、低蛋白血症等病史。

（3）个人史：年龄、职业、有无吸烟及吸毒史。

（4）月经史及孕产史。

二、体查要点

1. 体温、脉搏、心率、呼吸、血压、体位、神志。

2. 注意孕妇的发育、营养、精神状态及浮肿情况。

3. 心肺情况。

4. 腹部　注意腹形及大小，用软皮尺测量宫高和腹围；有无腹肌紧张，有无压痛；有无宫缩；四部触诊法检查子宫大小、胎产式、胎先露、胎方位以及胎先露部是否清楚；听诊胎心音是否正常。

5. 骨盆测量　主要是骨盆外测量（髂棘间径、髂嵴间径、骶耻外径、坐骨结节间径等）。

6. 肛门指诊　了解宫颈质地、宫颈管消退情况，先露高低，宫口位置、开大情况，骨盆大小。

三、辅助检查报告单展示

（1）B型超声检查：典型声像图显示胎盘与子宫壁之间出现边缘不清楚的液性低回声带，胎盘异常增厚。同时，可见胎儿宫内情况，并可排除前置胎盘。

（2）血常规：Ⅰ度胎盘早剥出血量少，全血细胞计数无明显改变。Ⅱ度和Ⅲ度患者，血红蛋白（Hb）降低、红细胞（RBC）、血细胞比容（HCT）下降。

（3）凝血功能检查：Ⅱ度和Ⅲ度患者若并发弥散性血管内凝血（DIC）时，进行筛选试验（血小板计数、凝血酶原时间、纤维蛋白原测定）与纤溶确诊试验（凝血酶时间、优球蛋白溶解时间、血浆鱼精蛋白副凝试验）。血纤维蛋白原（Fib）$<250mg/L$为异常，如果$<150mg/L$对凝血功能障碍有诊断意义。

（4）肾功能与二氧化碳结合力：Ⅱ度和Ⅲ度胎盘早剥患者应检查，尿素氮、肌酐升高；二氧化碳结合力下降。

（5）典型胎儿监护图纸：记录有胎心率的两种变化（胎心率基线及胎心率一过性变化）、胎心率与胎动及宫缩的关系。Ⅱ度和Ⅲ度患者的胎心率有加速或减慢，甚至胎心音消失。

四、主要知识内容

1. 定义　妊娠 20 周后或分娩期，正常位置的胎盘在胎儿娩出前，部分或全部从子宫壁剥离，称胎盘早剥。

2. 病因　胎盘早剥可能与以下因素有关。

（1）孕妇血管病变：孕妇患重度子痫前期、慢性高血压、慢性肾脏疾病、全身血管病变者居多。

（2）机械性因素：外伤（特别是腹部直接受撞击）、外转胎位术矫正胎位、脐带$<30cm$或脐带绕颈，均可引起胎盘早剥。

（3）宫腔内压力骤减：双胎妊娠第一胎儿娩出后，羊水过多破膜时羊水流出过快，使子宫内压骤然降低，子宫突然收缩，胎盘与子宫错位而剥离。

（4）子宫静脉压突然升高：孕产妇长时间取仰卧位，致子宫静脉压升高，导致蜕膜静脉床淤血或破裂，而发生胎盘剥离。

3. 病理

（1）胎盘早剥的主要病理变化是形成血肿，使胎盘附着处剥离。按病理类型，胎盘早剥分为显性、隐性及混合性 3 种。

（2）胎盘早发生内出血时，由于胎盘后血肿的压力加大，使血液浸入子宫肌层，引起肌纤维分离，甚至断裂、变性，当血液浸及子宫肌层至浆膜层时，子宫表面呈现紫色瘀斑，尤以胎盘附着处为著，称子宫胎盘卒中。此时，肌纤维受血液浸渍，收缩力减弱，造成产后出血。有时血液还可渗入阔韧带及输卵管系膜。

（3）严重的胎盘早剥可以发生凝血功能障碍。从剥离处的胎盘绒毛和蜕膜中释放大量组织凝血活酶，进入母体血循环，激活凝血系统导致弥散性血管内凝血（DIC），肺、肾等脏器的毛细血管内有血栓形成，造成脏器损害。DIC 继续发展，引起继发性纤溶亢进。发生胎盘早剥后，大量消耗凝血因子，最终导致凝血功能障碍。

4. 临床表现及分类　根据病情严重程度，Sher将胎盘早剥分成3度。

（1）Ⅰ度：多见于分娩期，伴轻度腹痛或无腹痛，贫血体征不显著。腹部检查：子宫软，宫缩有间歇，子宫大小与妊娠周数相符，胎位清楚，胎心率多正常。产后检查胎盘母体面有凝血块及压迹即可诊断。

（2）Ⅱ度：胎盘剥离面1/3左右，主要症状是突然发生持续性腹痛、腰酸、腰背痛，疼痛程度与胎盘后积血多少呈正比，无阴道流血或流血量不多，贫血程度与外出血量不相符。但子宫比妊娠周数大，宫底随胎盘后血肿增大而增高。胎盘附着处压痛明显，宫缩有间歇，胎位可扪及，胎儿存活。

（3）Ⅲ度：剥离面超过胎盘面积的1/2，临床表现加重。患者可出现恶心、呕吐、面色苍白、出汗、脉弱、血压下降等休克征象。腹部检查：子宫硬如板状，子宫收缩间歇期不能放松，因此胎位扪不清，胎心已消失。若患者无凝血功能障碍属Ⅲa，有凝血功能障碍属Ⅲb

5. 辅助检查

（1）B型超声检查：典型声像图显示胎盘与子宫壁之间出现边缘不清楚的液性低回声区，胎盘异常增厚。同时，可见胎儿宫内情况，并可排除前置胎盘。

（2）实验室检查

1）血常规：Ⅰ度胎盘早剥出血量少，全血细胞计数无明显改变。Ⅱ度和Ⅲ度患者，血红蛋白（Hb）降低、红细胞（RBC）、血细胞比容（HCT）下降。

2）凝血功能检查：Ⅱ度和Ⅲ度患者若并发 DIC 时进行筛选试验（血小板计数、凝血酶原时间、纤维蛋白原测定）与纤溶确诊试验（凝血酶时间、优球蛋白溶解时间、血浆鱼精蛋白副凝试验）。血纤维蛋白原（Fib）<250mg/L 为异常，如果<150mg/L 对凝血功能障碍有诊断意义。

3）肾功能与二氧化碳结合力：Ⅱ度和Ⅲ度胎盘早剥患者应检查，尿素氮、肌苷升高；二氧化碳结合力下降。

6. 诊断

（1）诊断依据：①孕妇有血管病变、腹部外伤、长时间取仰卧位等病史；②妊娠 20 周后或分娩期，孕妇出现下腹疼痛伴或不伴阴道流血，病情重时有头晕、乏力、面色苍白、胎动消失等；③腹部检查根据病情轻重有所不同，典型体征为子宫硬如板状，子宫收缩间歇期不能放松，压痛明显，胎位扪不清，胎心已消失；④辅助检查：B 型超声检查、血常规、凝血功能检查等。

（2）完整诊断：除诊断胎盘早剥外，应注意分度、胎儿情况。

7. 鉴别诊断

（1）Ⅰ度胎盘早剥的症状主要与前置胎盘相鉴别，借助 B 型超声确定诊断。

（2）Ⅱ度和Ⅲ度胎盘早剥的症状、体征典型，诊断多无困难，主要与先兆子宫破裂相鉴别。

8. 并发症

（1）弥散性血管内凝血和凝血机制障碍：胎盘早剥是妊娠期发生凝血功能障碍最常见的原因。伴有死胎时约有 1/3 患者可发生。临床表现为皮肤、黏膜、注射部位出血，子宫出血不凝或较软凝血块，另有血尿、咯血及呕血现象。

（2）产后出血：胎盘早剥可致子宫肌层发生病理改变影响收缩而易出血，一旦发生 DIC，产后出血不可避免，必须提高警惕。

（3）急性肾衰竭：伴妊娠期高血压疾病的胎盘早剥，或失血过多及休克以及发生 DIC，均严重影响血流量，造成双侧肾小管或肾皮质缺血坏死，出现急性肾衰竭。

（4）羊水栓塞：胎盘早剥是羊水可经剥离面开放的子宫血管进入母血循环，导致羊水栓塞。

9. 对母儿的影响

（1）剖宫产率、贫血、产后出血率、DIC 发生率均升高。

（2）新生儿窒息率、早产率明显增加。

10. 治疗

（1）纠正休克：对处于休克状态的危重患者，积极开放静脉通路，补充血容量，输新鲜血，若发生 DIC，应测中心静脉压以指导补液量。

（2）及时终止妊娠：胎盘早剥危及母儿生命，其预后与处理的及时密切相关。胎儿娩出前胎盘剥离可能继续加重，难以控制出血，时间越长，病情越重，因此一旦确诊重型胎盘早剥，必须及时终止妊娠。

1）阴道分娩：①以显性出血为主，Ⅰ度患者一般情况好，宫口已开大，估计短时间内能结束分娩者可经阴道分娩；②分娩过程中，密切观察血压、脉搏、宫底高度、宫缩与出血情况，仔细听取胎心，用胎儿电子监测仪监护；③早期发现异常情况及时处理，必要时改行剖宫产。

2）剖宫产：①Ⅱ度胎盘早剥，特别是初产妇，不能在短时间内结束分娩者；②Ⅰ度胎盘早剥，出现胎儿窘迫征象，需抢救胎儿者；③Ⅲ度胎盘早剥，产妇病情恶化，胎儿已死，不能立即分娩者；④破膜后产程无进展者。

剖宫产取出胎儿与胎盘后，应及时给予宫缩剂并按摩子宫，宫缩良好可控制出血，若发现为子宫胎盘卒中，配以按摩子宫和热盐水纱垫湿热敷子宫。若属不能控制的出血，应行子宫切除。

（3）并发症处理

1）凝血功能障碍：在迅速终止妊娠、阻断促凝物质继续入母血循环的基础上纠正凝血机制障碍。①补充凝血因子：输新鲜血与冷冻血浆和血小板；②肝素的应用：高凝阶段多主张早期应用，有显著出血倾向及纤溶亢进阶段禁用；③抗纤溶药物的应用：应在肝素化和补充凝血因子的情况下应用抗纤溶药物。

2）肾衰竭：若每小时尿量少于 30ml 应及时补充血容量，少于 17ml 或无尿应静脉注射呋塞米40～80mg，必要时重复，通常 1～2 日可以恢复。若短期内尿量不增，而且血中尿素氮、肌酐、血钾明显增高，二氧化碳结合力下降，提示肾衰竭，出现尿毒症应行血液透析抢救孕妇生命。

3）产后出血：分娩后及时应用子宫收缩药，如缩宫素、米索前列醇、卡前列甲酯等，持续按摩子宫；若仍有不能控制的出血，且无凝血块，应快速输入新鲜血，同时考虑行子宫切除。

【复习思考题】

1. 胎盘早剥的定义是什么？

2. 试述胎盘早剥的分类及临床表现。

3. 胎盘早剥的处理原则是什么？

4. 胎盘早剥剖宫产的指征是什么？

见习六　产科疾病讨论（二）

【目的要求】

掌握妊娠期高血压病，妊娠期糖尿病，妊娠合并心脏病，产后出血的临床表现、诊断、治疗原则。

【预习内容】

妊娠期高血压病，妊娠期糖尿病，妊娠合并心脏病，产后出血。

【学时数】

2学时。

【见习内容】

内容一　妊娠期高血压疾病

一、病史采集要点

1. 现病史

（1）孕妇的既往月经情况，末次月经时间，早孕反应情况，感觉胎动时间。

（2）发病前有无诱因。

（3）主要症状：血压增高、蛋白尿、水肿等症状及出现时间、持续时间及性质改变；胎动情况。

（4）伴随症状：有无心、肝、肾功能不全及颅内病变的表现，如头痛、眼花、胸闷、少尿等。

（5）诊疗情况：在何处就诊过，做过何种检查，用何种药物及疗效如何。

（6）一般情况：精神、体力、饮食、大小便如何，体重有何变化。

2. 其他相关病史

（1）有无药物过敏史。

（2）既往有无妊娠期高血压病史及家族史，内科病史（慢性高血压、慢性肾炎、糖尿病、低蛋白血症等）。

（3）个人史：年龄、职业，有无吸烟及吸毒史。

（4）月经史及孕产史。

二、体查要点

1. 体温、脉搏、呼吸、血压、体位、神志。

2. 注意孕妇的发育、营养及精神状态、有无水肿、脊柱及下肢有无畸形。

3. 注意心脏有无病变、乳房发育状况。

4. 腹部　注意腹形及大小，用软皮尺测量宫高和腹围，四部触诊法检查子宫大小、胎产式、胎先露、胎方位以及胎先露部是否衔接；听诊胎心音。

5. 骨盆测量　主要是骨盆外测量（髂棘间径、髂嵴间径、骶耻外径、坐骨结节间径等）。

6. 肛门指诊　了解宫颈质地，宫颈管消退情况，先露高低，宫口位置、开大情况，骨盆大小。

三、辅助检查报告单展示

1. 血常规 血红蛋白（Hb）、白细胞（WBC）计数、血细胞比容（HCT）、血小板（PLT）计数等。

2. 尿常规 尿比重≥1.020 时说明尿液浓缩，尿蛋白（＋）或 300mg/24 小时；尿蛋白（＋＋＋＋）或 5g/24 小时。

3. 肝肾功能 肝细胞功能受损可致血清丙氨酸氨基转移酶（ALT）和冬氨酸氨基转移酶（AST）升高；患者可出现白蛋白缺乏为主的低蛋白血症，白/球蛋白比值倒置。功能受损时，血清尿素氮（BUN）、肌酐（Cr）、尿酸升高，Cr 升高与病情严重程度相平行。尿酸在慢性高血压患者中升高不明显，可用于鉴别。

4. 凝血功能 因伴有一定量的凝血因子缺乏或变异所致高凝血状态，重症患者可发生微血管病性溶血，主要表现血小板减少（＜100×10^9/L）、肝酶升高、溶血（即 HELLP 综合征）。

5. 眼底检查 检查可见视网膜小动脉痉挛，视网膜水肿，絮状渗出或出血，严重时可发生视网膜脱离。患者可出现视力模糊或失明。

6. B 超报告单 描述胎儿发育情况、胎盘位置及功能、羊水分布情况。

7. 典型胎儿监护图纸 记录有胎心率的两种

变化（胎心率基线及胎心率一过性变化）、胎心率与胎动及宫缩的关系。

8. 心电图　心率、心律、ST 段等描述。

四、主要知识内容

1. 定义　妊娠期高血压疾病是妊娠期特有的疾病，强调生育年龄妇女发生高血压、蛋白尿等症状与妊娠之间的因果关系。多数病例在妊娠期出现一过性高血压、蛋白尿等症状，在分娩后即随之消失。该病严重影响母婴健康，是孕产妇及围生儿患病率及死亡率的主要原因。

2. 高危因素与病因

（1）高危因素：初产妇、孕妇年龄<18 岁或>40 岁、多胎妊娠、妊娠期高血压病史及家族史、慢性高血压、慢性肾炎、抗磷脂综合征、糖尿病、血管紧张素基因阳性、营养不良、低社会经济状况。

（2）病因：免疫机制、胎盘浅着床、血管内皮细胞受损、遗传因素、营养缺乏、胰岛素抵抗。

3. 病理生理变化及对母儿的影响　全身小血管痉挛为本病的基本病理生理变化。全身各系统各脏器灌注减少，对母儿造成危害，甚至导致母儿死亡。

（1）脑：脑水肿、充血、贫血、血栓形成及出血等。

（2）肾脏：肾小球扩张，血浆蛋白自肾小球漏出形成蛋白尿；血浆尿酸浓度升高、血浆肌酐上升。

（3）肝脏：门静脉周围坏死，肝包膜下血肿形成。

（4）心血管：心血管系统处于低排高阻状态，导致心肌缺血、间质水肿，心肌点状出血或坏死、肺水肿，严重时导致心力衰竭。

（5）血液：容量及凝血功能改变。

（6）内分泌及代谢：水、电解质紊乱及酸中毒。

（7）子宫胎盘血流灌注：胎盘血管动脉粥样硬化，胎盘功能下降，胎儿生长受限，胎儿窘迫；胎盘床血管破裂致胎盘早剥。

4. 妊娠期高血压疾病的临床特点

（1）症状

1）高血压：妊娠期出现持续血压升高≥140/90mmHg，血压升高至少应出现两次以上，间隔≥6小时。慢性高血压并发子痫前期可在妊娠20周后血压持续上升。

2）尿蛋白：尿蛋白的定义是在24小时内尿液中的蛋白含量≥300mg或在至少相隔6小时的两次随机尿液检查中尿蛋白浓度为30mg/L（定性+），应取中段尿测定，避免污染造成误诊。同时，应留取24小时尿做定量检查。

3）水肿：体重异常增加是许多患者的首发症状，孕妇体重突然增加≥0.9kg/周，或2.7kg/月是子痫前期的信号。患者水肿的特点是，自踝部逐渐向上延伸的凹陷性水肿，经休息后不缓解。

4）患者有头痛、视力改变、上腹不适等。

5）妊娠期高血压疾病分类与临床表现（表6-1）。

表6-1　妊娠期高血压疾病分类

分类	临床表现
妊娠期高血压	BP≥140/90mmHg，妊娠期首次出现，并于产后12周恢复正常，尿蛋白（−）；患者可伴有上腹部不适或血小板减少，产后方可确诊
子痫前期轻度	BP≥140/90mmHg，孕20周以后出现；尿蛋白≥300mg/24h或（＋）。可伴有上腹不适、头痛等症状
子痫前期重度	BP≥160/110mmHg；尿蛋白≥2.0g/24h或（＋＋）；血肌酐＞$10^6 \mu mol/L$；血小板＜$100×10^9/L$；微血管病性溶血[血乳酸脱氢酶（LDH）升高]；血清ALT或AST升高；持续性头痛或其他脑神经或视觉障碍；持续性上腹不适
子痫	子痫前期孕妇抽搐不能用其他原因解释
慢性高血压并发子痫前期	高血压孕妇妊娠20周以前无尿蛋白，若出现尿蛋白≥300mg/24小时；高血压孕妇孕20周前突然尿蛋白增加，血压进一步升高或血小板＜$100×10^9/L$
妊娠合并慢性高血压	BP≥140/90mmHg，孕前或孕20周以前或孕20周后首次诊断高血压并持续到产后12周后

6）重度子痫前期的临床症状：①收缩压≥160～180mmHg，或舒张压≥110 mmHg；②24小时尿蛋白＞5g；③血清肌酐升高；④少尿，24小时尿＜500ml；⑤肺水肿；⑥微血管病性溶血；⑦血小板

减少；⑧肝细胞功能障碍（血清转氨酶 ALT、AST 升高）；⑨胎儿生长受限或羊水过少；⑩症状提示显著的末梢器官受累（头痛、视觉障碍、上腹部或右上腹部痛）。

（2）相关病史：孕妇的年龄，体重，既往有无妊娠期高血压病史及家族史，内科病史（慢性高血压、慢性肾炎、糖尿病、低蛋白血症等），社会经济状况等。

（3）体征

1）水肿：水肿局限于膝以下为"+"，延及大腿为"++"，延及外阴及腹壁为"+++"，全身水肿或伴有腹水为"++++"。

2）视诊：腹形及大小。判断子宫增大与停经月份是否相符。

3）触诊：用手测宫底高度，用软皮尺测子宫长度及腹围值。四部触诊法检查子宫大小、胎产式、胎先露、胎方位及胎先露部是否衔接。

4）听诊：注意胎心位置及速率，胎心在靠近胎背上方的孕妇腹壁上听得最清楚。帮助判断胎方位及有无胎儿宫内窘迫。

5）骨盆测量：骨盆内、外测量，了解骨盆大小。

6）肛门检查：可以了解胎先露部、宫颈情况、骶骨前面弯曲度、坐骨棘间径及坐骨切迹宽度以及骶尾关节活动度，必要时测量出口后矢状径。

5. 辅助检查

（1）血液检查：全血细胞计数、Hb、血细胞比容（HCT）、血黏度、凝血功能。

（2）肝肾功能测定：肝细胞功能受损可致 ALT、AST 升高。患者可出现白蛋白缺乏为主的低蛋白血症，白/球蛋白比值倒置。

肾功能受损时，血清 BUN、Cr、尿酸升高，Cr 升高与病情严重程度相平行。尿酸在慢性高血压患者中升高不明显，可用于鉴别。

重度子痫前期与子痫应测定电解质与二氧化碳结合力，以早期发现酸中毒并纠正。

（3）凝血功能：因伴有一定量的凝血因子缺乏或变异所致高凝血状态，重症患者可发生微血管病性溶血，主要表现血小板减少（$<100 \times 10^9/L$），肝酶升高、溶血（即 HELLP 综合征）。

（4）尿液检查：①尿比重≥1.020：尿液浓缩；②尿蛋白（＋）：300mg/24h；③尿蛋白（＋＋＋＋）：5g/24h。

（5）眼底：视网膜小动脉的痉挛程度反映全身小血管痉挛的程度，可反映本病的严重程度。检查可见视网膜小动脉痉挛、视网膜水肿、絮状渗出或出血，严重时可发生视网膜脱离。患者可出现视力模糊或失明。

（6）B超报告单：描述胎儿发育情况、胎盘位置及功能、羊水分布情况。

（7）典型胎儿监护图纸：记录有胎心率的两种变化（胎心率基线及胎心率一过性变化）、胎心率胎动及宫缩的关系。

（8）心电图：心率、心律、ST段等描述。

（9）其他：超声心动图，胎盘功能，胎儿成熟度检查，脑血流图检查等。

6. 诊断

（1）诊断依据：病史、临床表现、体征及辅助检查。

（2）妊娠期高血压疾病：分类、有无并发症及凝血功能障碍。

7. 鉴别诊断　妊娠期高血压疾病应与慢性肾炎合并妊娠相鉴别，子痫应与癫痫、脑炎、脑肿瘤、脑血管畸形破裂出血、糖尿病高渗性昏迷、低血糖昏迷等相鉴别。

8. 治疗原则　争取母体可完全恢复健康，胎儿生后可存活，以对母儿影响最小的方式终止妊娠。

（1）妊娠期高血压

1）休息：左侧卧位。

2）镇静：地西泮 2.5～5mg，一日 3 次，或 5mg

睡前服。

3）密切监护母儿状态。

4）间断吸氧。

5）饮食：充足的蛋白质、热量，不限盐和液体，但对于全身浮肿者应适当限制盐的摄入。

（2）子痫前期：休息、镇静、解痉、降压、合理扩容、必要时利尿、密切监测母胎状态、适时终止妊娠。

1）镇静：①地西泮（安定）：具有较强的镇静、抗惊厥、肌肉松弛作用。可以口服、肌内注射和静脉推注；②冬眠药物：可广泛抑制神经系统，有助于解痉降压、控制子痫抽搐。

2）解痉：首选药物为硫酸镁。

A. 用药方案

静脉注射：首次负荷剂量：25%$MgSO_4$ 20ml+10%葡萄糖液 20ml，静脉推注（5～10 分钟缓慢），继续 25%$MgSO_4$60ml + 5%葡萄糖液 500ml，静脉滴注，（1～2）g/小时。

肌内注射：25%$MgSO_4$20ml + 2%利多卡因 2ml，臀肌深部注射，每日 1～2 次（根据血压情况，决定是否加用肌内注射）。

每日总量为 25～30g，用药过程中可监测血清镁离子浓度。

B. 注意事项：①定时检测膝腱反射是否减弱或消失；②呼吸每分钟不少于 16 次；③尿量不少于 25ml/小时或 600ml/24 小时；④治疗时必须准备 10%葡萄糖酸钙作为解毒剂；⑤肾功能不全时应减量或停用；⑥有条件时监测血镁浓度；⑦产后 24 小时停药。

3）降压

A. 目的：①延长孕周或改变围生期结局；②防止脑血管意外的发生。

B. 适应证：①用于血压≥160/110 mmHg，或舒张压≥10mmHg 或平均动脉压≥140mmHg 者；②原发性高血压、妊娠前高血压已用降压药者。

C. 降压药物的选择原则：①对胎儿无毒副作用；②不影响心每搏输出量、肾血液流量及子宫胎盘灌注量；③不致血压急剧下降或下降过低为宜。

D. 常用降压药物：肼屈嗪、拉贝洛尔、硝苯地平、尼莫地平、甲基多巴、硝普钠等。

4）扩容：一般不主张应用扩容剂，仅用于血流浓缩严重的低蛋白血症、贫血，可选用人血白蛋白、血浆、全血等。

5）利尿：一般不主张应用，仅用于全身性水肿、急性心衰竭、肺水肿、血容量过多且伴有潜在性肺水肿者。常用利尿剂有呋塞米、甘露醇。

6）适时终止妊娠

A. 终止妊娠的指征：①子痫前期患者经积极治疗 24～48 小时仍无明显好转者；②子痫前期患者孕周已超过 34 周；③子痫前期患者孕周不足 34 周，胎盘功能减退，胎儿已成熟者；④子痫前期患者孕周不足 34 周，胎盘功能减退，胎儿尚未成熟者，可用地塞米松促胎肺成熟后终止妊娠；⑤子痫控制后 2 小时可考虑终止妊娠。

B. 终止妊娠的方式：①剖宫产：适用于有产科指征者，宫颈条件不成熟、短期不能经阴道分娩、引产失败、胎盘功能明显减退或已有胎儿窘迫征象者；②引产：适用于病情控制后，宫颈条件成熟者。破膜、缩宫素引产。第一产程保持产妇安静和充分休息；第二产程侧切、胎头吸引、产钳助产缩短产程；第三产程应预防产后出血。产程中应加强监测，一旦病情加重，立即以剖宫产结束分娩。

（3）子痫：控制抽搐、纠正缺氧和酸中毒、控制血压、抽搐控制后终止妊娠、加强护理、密切观察病情变化。

【复习思考题】

1. 试述妊娠期高血压疾病的基本病理生理变化。

2. 试述妊娠期高血压疾病分类与临床表现。

3. 试述妊娠期高血压疾病硫酸镁解痉治疗用药方案及其注意事项。

4. 妊娠期高血压疾病子痫前期及子痫的处理原则是什么？

5. 妊娠期高血压疾病子痫前期终止妊娠的指征是什么？

内容二　妊娠合并心脏病

一、病史采集要点

1. 现病史

（1）孕妇的既往月经情况，末次月经时间，早孕反应情况，感觉胎动时间。

（2）发病前有无诱因。

（3）主要症状：妊娠前有无心悸、气短、心力衰竭史、风湿热病史，体检、心电图、X线，是否诊断器质性心脏病，妊娠期有无心功能异常症状，是否有劳力性呼吸困难、夜间端坐呼吸、咯血、经常胸闷胸痛等，上述症状出现时间、持续时间、胎动情况。

（4）伴随症状：有无发热、水肿等。

（5）诊疗情况：在何处就诊过，做过何种检查，用何种药物及疗效如何。

（6）一般情况：精神、体力、饮食、大小便如何。

2. 其他相关病史

（1）有无药物过敏史。

（2）既往有无慢性高血压、慢性肾炎、肝脏疾病、糖尿病、低蛋白血症等病史。

（3）个人史：年龄、职业，有无吸烟及吸毒史。

（4）月经史及孕产史。

3. 体查要点

（1）体温、脉搏、心率、呼吸、血压、体位、神志。

（2）注意孕妇的发育、营养、精神状态及浮肿情况。

（3）呼吸困难的特点，劳力性呼吸困难的程度。

（4）发绀程度，甲床、嘴唇的颜色。

（5）咳嗽、咯血量、性质。

（6）颈部：有无持续性颈静脉怒张。

（7）肺部：有无湿啰音。

（8）心脏：心尖搏动的位置，心界大小，心率、节律、心音、杂音；特别注意有无2级以上舒张期或粗糙的3级以上全收缩期杂音；有无心包摩擦音、舒张期奔马律、交替脉等。

（9）肝脏：肝脏是否肿大，肝颈回流征是否阳性

（10）腹部：注意腹形及大小，用软皮尺测量

宫高和腹围，四部触诊法检查子宫大小、胎产式、胎先露、胎方位以及胎先露部是否衔接，听诊胎心音。骨盆测量主要是骨盆外测量（髂棘间径、髂嵴间径、骶耻外径、坐骨结节间径等）。肛门指诊。

4. 辅助检查报告单展示

（1）心电图有严重的心律失常，如心房颤动、心房扑动、Ⅲ度房室传导阻滞、ST 段及 T 波异常改变等。

（2）超声心动图示心腔扩大、心肌肥厚、瓣膜活动异常、心脏结构畸形等。

（3）B 超报告单描述胎儿发育情况、胎盘位置及功能、羊水分布情况。

（4）典型胎儿监护图纸记录有胎心率的两种变化（胎心率基线及胎心率一过性变化）、胎心率与胎动及宫缩的关系。

（5）X 线检查显示心脏明显扩大，尤其个别心腔扩大（妊娠期一般不做此检查）。

二、主要知识内容

1. 妊娠对心血管系统的影响

（1）妊娠期

1）孕妇总血容量增加：32～34 周达高峰，产后 2～6 周恢复正常。

2）心率加快：孕早期主要引起心排血量增加，

孕 4～6 个月达高峰。孕中晚期需增加心率适应血容量的增多，分娩前 1～2 个月心率增加 10 次/分。

3）心音改变：孕晚期心脏移位、心排血量增加、心率加快，导致心尖部第一心音及肺动脉瓣第二心音增强，并可有轻度收缩期杂音。

（2）分娩期：心脏负担最重的时期。

1）血容量：每次宫缩约有 250～500ml 血液入体循环、胎儿胎盘娩出后子宫缩小，约 500ml 血液入体循环导致血容量增加。

2）心排血量：每次宫缩心排血量约增加 24%，同时有血压升高、脉压增大以及中心静脉压升高。

3）肺循环压力增加：第二产程孕妇屏气，先心病孕妇因肺循环压力增加，使原来左—右分流变成右—左分流而出现发绀。

4）血流动力学剧变：胎儿胎盘娩出后子宫缩小，约 500ml 血液入体循环导致血容量增加。另外，产后腹腔内压骤减、大量血液向内脏灌注，造成血流动力学急剧变化，心脏病孕妇极易发生心衰竭。

（3）产褥期：产后 3 日内仍是心脏负担较重的时期。子宫收缩使部分血液入体循环，孕期组织间潴留液也开始回到体循环，致血容量增加，故仍应警惕心力衰竭的发生。

2. 妊娠合并先天性心脏病和对妊娠的影响

（1）左向右分流型先天性心脏病

1）房间隔缺损：最常见（20%）。缺损面积 $<1cm^2$ 多无症状；缺损面积较大，由于妊娠分娩肺循环阻力增加、体循环阻力下降、分娩失血等导致右—左分流，易发生心力衰竭，宜早期人流。

2）室间隔缺损：缺损面积 $\leqslant 1cm^2/m^2$ 体表面积，无其他并发症，可顺利妊娠分娩。若缺损面积较大，常合并肺动脉高压，出现发绀和心力衰竭，宜早期人流。

3）动脉导管未闭：较大分流的动脉导管未闭，由于大量动脉血流向肺动脉，肺动脉高压使血流转而出现发绀和心力衰竭，宜早期人流。

（2）右向左分流型先天性心脏病：法洛四联症、艾森曼格综合征，妊娠期母儿死亡率高达 30%～50%，这类妇女不宜妊娠。

（3）无分流型先天性心脏病

1）肺动脉口狭窄：轻度狭窄可妊娠分娩；重度狭窄（瓣口面积减少 60% 以上）者可发生右心衰竭，宜手术后再妊娠。

2）主动脉狭窄：妊娠合并主动脉狭窄者较少见，预后较差。轻度者可严密观察下妊娠，重度者不宜妊娠。

3）马方综合征：又称夹层动脉瘤，死亡原因多为动脉血管瘤破裂，不宜妊娠。

3. 妊娠合并风湿性心脏病和对妊娠的影响

（1）二尖瓣狭窄：占风湿性心脏病 2/3～3/4。妊娠期血容量增加、心率加快，可发生肺淤血、肺水肿，轻度者可耐受妊娠，重度未手术者不宜妊娠。

（2）二尖瓣关闭不全：一般可耐受妊娠。

（3）主动脉关闭不全及狭窄：一般可耐受妊娠。严重主动脉瓣狭窄者需手术矫治后再妊娠。

4. 妊娠合并妊娠期高血压疾病性心脏病和对妊娠的影响　妊娠期高血压疾病孕妇，既往无心脏病症状及体征，而突然发生以左心衰竭为主的全心衰竭者，称为妊娠期高血压疾病性心脏病。

这是由于妊娠期高血压疾病时冠状动脉痉挛、心肌缺血、周围小动脉阻力增加、水钠潴留、血黏度增加等因素所诱发的急性心力衰竭。

诊断及时，治疗得当，常能渡过妊娠分娩，产后病因消除多不遗留器质性心脏病。

5. 妊娠合并围生期心肌病和对妊娠的影响

（1）指发生于最后 3 个月至产后 6 个月内的心肌疾病。

（2）特征为既往无心血管疾病史的孕妇出现心肌收缩功能障碍和充血性心力衰竭。

（3）病理改变与原发性扩张型心肌病相似，心内膜增厚，常有附壁血栓。

（4）确切病因尚不十分清楚。

临床表现不尽相同：①主要表现为呼吸困难、心悸、咳嗽、咯血、端坐呼吸、胸痛、肝肿大、浮肿等心力衰竭症状。②25%～40%患者出现相应器官栓塞症状，胸部 X 线摄片见心脏普遍增大，肺淤血。③心电图示左室肥大、ST 段及 T 波异常，可伴有各种心律失常，轻者仅有心电图 T 波改变而无症状，超声心动图显示心腔扩大，以左室、左房扩大为主，室壁运动普遍减弱，左室射血分数减低。④本病患者一部分可因心力衰竭、肺梗死或心律失常而死亡；初次心力衰竭经早期治疗后，1/3～1/2患者可以完全康复，再次妊娠可能复发。⑤本病缺乏特异性诊断手段。⑥治疗应在安静休息、增加营养和低盐饮食的基础上，针对心力衰竭给予强心利尿及扩张血管，有栓塞征象者可以适当应用肝素；肾素-血管紧张素转换酶抑制剂及醛固酮拮抗剂对本病有效，且应坚持长期治疗达两年之久。⑦曾患围生期心肌病、心力衰竭且遗留心脏扩大者，应避免再次妊娠。

6. 妊娠合并心肌炎和对妊娠的影响　可发生于妊娠任何阶段，是心肌本身局灶性或弥漫性炎性改变。临床表现缺乏特异性。心功能严重受累者，妊娠期心衰竭的危险性很大。

7. 妊娠合并心脏病对胎儿的影响

（1）不宜妊娠的心脏病患者一旦妊娠，或妊娠后心功能恶化者，流产、早产、死胎、胎儿生长受限、胎儿窘迫及新生儿窒息的发生率均明显升高。

（2）患心脏病孕妇心功能良好者，以剖宫产终止妊娠者较多。

（3）某些治疗心脏病的药物对胎儿有潜在毒性反应。

（4）一部分先心病与遗传有关。

8. 妊娠合并心脏病的临床特点

（1）症状

1）心悸：妊娠前或妊娠期有心悸、气短症状，随妊娠月份增加症状更严重；还与心功能级别有关。

2）呼吸困难：表现为劳力性呼吸困难，经常性夜间端坐呼吸；症状轻重与心功能级别有关。

3）咯血：咳嗽、咳粉红色泡沫痰。

4）胸闷、胸痛：经常性胸闷、胸痛。

（2）相关病史：孕妇既往有无风湿热、慢性高血压、慢性肾炎、肝脏疾病、糖尿病、低蛋白血症等病史。

（3）体征

1）发绀、杵状指、呼吸困难、持续性颈静脉怒张。

2）心脏：心界扩大，听诊心率增快，心律不齐，2级以上舒张期或3级以上粗糙的全收缩期杂音，心包摩擦音、舒张期奔马律、交替脉等。

3）肺部：肺底部出现少量持续性湿啰音，咳嗽后不消失。

4）水肿：以下肢水肿为主。

5）腹部检查

A. 视诊：腹形及大小。判断子宫增大与停经月份是否相符。

B. 触诊：用手测宫底高度，用软皮尺测子宫长度及腹围值，四部触诊法检查子宫大小、胎产式、胎先露、胎方位及胎先露部是否衔接。

C. 听诊：注意胎心位置及速率，胎心在靠近胎背上方的孕妇腹壁上听得最清楚，帮助判断胎方位及有无胎儿宫内窘迫。

6）骨盆测量：骨盆内、外测量，了解骨盆大小。

7）肛门检查：可以了解胎先露部、宫颈情况、骶骨前面弯曲度、坐骨棘间径和坐骨切迹宽度以及骶尾关节活动度，必要时测量出口后矢状径。

9. 辅助检查

（1）血液检查：妊娠合并心肌炎有白细胞增高、血沉加快等。

（2）心电图：有严重的心律失常，如心房颤动、心房扑动、Ⅰ度房室传导阻滞、ST 段及 T 波异常改变等。

（3）X 线：心脏明显扩大，妊娠期 X 线检查对胎儿有影响，一般不做。

（4）超声心动图：示心腔扩大、心肌肥厚、瓣膜活动异常、心脏结构畸形等。

（5）B 超报告单：描述胎儿发育情况、胎盘位置及功能、羊水分布情况。

（6）典型胎儿监护图纸：记录有胎心率的两种变化（胎心率基线及胎心率一过性变化）、胎心率与胎动及宫缩的关系。

10. **妊娠合并心脏病的诊断**

（1）诊断依据：病史、临床表现、体征及辅助检查。

（2）完整诊断：妊娠合并心脏病、种类、心功能级别、有无并发症（如心力衰竭、亚急性感染性心内膜炎、缺氧和发绀、静脉栓塞和肺栓塞）。

1）心脏病患者心功能分级

A. 纽约心脏病协会（NYHA）依据患者主观病情将心功能分为四级：①Ⅰ级：一般体力活动不受限；②Ⅱ级：一般体力活动稍受限，活动后心悸、轻度气短，休息时无症状；③Ⅲ级：一般体力活动显著受限，休息时无不适，轻微日常工作即感不适、心悸、呼吸困难，或既往有心衰史；④Ⅳ级：不能进行任何体力活动，休息时仍有心悸、呼吸困难等心衰表现。

B. 根据客观检查手段（心电图、负荷试验、X线、超声心动图等）评估心脏病的严重程度。分级方法如下：①A 级：无心血管病的客观依据；②B级：客观检查属于轻度心血管病；③C 级：属于中度心血管病患者；④D 级：属于重度心血管病患者。

其中轻、中、重没有明确的规定，可将患者的2 种分级并列，如Ⅱ级 C 等。

2）对心脏病患者妊娠耐受能力的判断：①可以妊娠：心功能Ⅰ～Ⅱ级、无心衰史、无其他并发症；②不宜妊娠：心功能Ⅲ～Ⅳ级、有心衰史、有肺动脉高压、右向左分流、严重心律失常、风湿热活动期、心脏病并发细菌性心内膜炎、心肌炎遗留有严重心律不齐、围生期心肌病遗留心脏扩大，上述患者孕期极易发生心力衰竭。

3）早期心力衰竭的诊断：①轻微活动后即出现胸闷、心悸、气短；②休息时心率每分钟超过 110次，呼吸频率每分钟超过 20 次；③夜间常因胸闷而坐起呼吸，或到窗口呼吸新鲜空气；④肺底部出现少量持续性湿啰音，咳嗽后不消失。

4）心力衰竭：感胸闷、心慌、气急、发绀、咳嗽或痰中带血，颈静脉充盈，肝肿大有压痛。

11. 鉴别诊断 妊娠期合并心脏病应与妊娠本身出现的一系列酷似心脏病的症状和体征如心悸、气短、踝部浮肿、心动过速等相鉴别。

12. 治疗原则 心脏病孕产妇的主要死亡原因是心力衰竭。对于有心脏病的育龄妇女，一定要做到孕前咨询，以明确心脏病类型、程度、心功能状态，并确定能否妊娠。允许妊娠者要定期进行产前检查。

（1）妊娠期

1）终止妊娠：①凡不宜妊娠的心脏病孕妇，应在妊娠 12 周前行人工流产；②妊娠超过 12 周时，终止妊娠其危险性不亚于继续妊娠和分娩，因此应密切监护使之渡过妊娠和分娩；③对顽固性心力衰竭的病例，应在严密监护下行剖宫取胎术。

2）定期产前检查：能及早发现心力衰竭的早期征象。①<20 周，1 次/2 周；20～32 周，1 次/2 周；②有早期心衰征象应立即住院；③孕期顺利者，亦应在 36～38 周住院。

3）防治心力衰竭：①避免过度劳累及情绪激动，每日至少 10 小时睡眠；②高蛋白、高纤维素、低盐、低脂肪饮食，孕期体重增加<10kg，16 周后

盐入量<4～5g/d；③防治各种心力衰竭诱因：如上呼吸道感染、贫血、心律失常等；④动态观察心脏功能，如超声心动图、心脏射血分数、每分心排血量、心脏排血指数及室壁运动等。

4）心力衰竭治疗：与未孕者基本相同，但孕妇血液稀释肾小球滤过率增强，因此同量药物在孕妇血中浓度偏低。心力衰竭者原则上待心力衰竭控制后再处理产科问题，但严重心力衰竭内科治疗无效，也可边控制心力衰竭边紧急剖宫产。

（2）分娩期：妊娠晚期应选择适当的分娩方式。

1）阴道分娩：心功能Ⅰ～Ⅱ级、胎儿不大、胎位正常、条件良好者可考虑严密监护下阴道分娩。

第一产程：镇静剂消除紧张，有心力衰竭征象则半卧位，高浓度吸氧，抗生素预防感染。

第二产程：避免屏气，应行会阴侧切、胎头吸引产钳助产，以缩短第二产程。

第三产程：产后腹部压沙袋，避免产后出血，使用缩宫素。

2）剖宫产：对胎儿偏大、产道条件不佳及心功能Ⅲ～Ⅳ级者，均应选择剖宫产，术中、术后严格限制输液量。不宜妊娠者同时输卵管结扎。

（3）产褥期：产后3日内，尤其24小时内仍是发生心力衰竭的危险时期，产后卧床休息24～72

小时，保证充分休息，抗感染。心功能＞Ⅲ级者不宜哺乳。

心脏手术指征：一般不主张孕期手术，尽可能在幼年、孕前或分娩后再行心脏手术。

【复习思考题】

1. 妊娠合并心脏病孕妇心脏负担最重是哪个时期？

2. 妊娠合并心脏病的常见并发症有哪些？

3. 妊娠合并心脏病的防治原则是什么？

内容三　妊娠合并糖尿病

一、病史采集要点

1. 现病史

（1）既往月经是否规律，此次停经多久，停经后何时出现早孕反应及感觉胎动。

（2）停经后有无多饮、多食、多尿症状，体重增加是否过快。

（3）有无反复出现的外阴阴道假丝酵母菌病。

（4）诊疗情况在何处就诊过，做过何种检查。

（5）一般情况：精神、体力、饮食、大小便如何。

2. 其他相关病史

（1）既往有无反复自然流产、死胎或分娩足月新生儿呼吸窘迫综合征（RDS）、分娩巨大儿、畸形儿病史。

（2）既往有无糖尿病、心脏病、肝炎、肾炎等疾病史；有无药物过敏史。

（3）家族中有无糖尿病史。

3. 体查要点

（1）体温、脉搏、呼吸、心率、血压、体重。

（2）腹部：腹膨隆、宫高及腹围是否大于同期孕妇，通过四步触诊法判断胎先露、胎方位，了解是否羊水偏多、胎儿偏大，胎心听诊。

（3）双下肢浮肿情况。

4. 辅助检查报告单展示

（1）空腹血糖测定。

（2）50g 葡萄糖筛查试验。

（3）葡萄糖耐量试验。

（4）尿常规。

二、主要知识内容

1. 定义及分类　妊娠合并糖尿病包括妊娠前已有糖尿病和妊娠后才发生或首次发现的糖尿病。后者又称妊娠期糖尿病（GDM）。糖尿病孕妇中80%以上为GDM。

2. **妊娠期糖代谢特点及妊娠期糖尿病发病机制**

（1）孕妇空腹血糖低于非孕妇，孕妇长时间空腹易发生低血糖及酮症酸中毒。

（2）胰岛素分泌相对不足：到妊娠中晚期，孕妇体内抗胰岛素样物质增加，如胎盘生乳素、雌激素、孕酮、皮质醇和胎盘胰岛素酶等，使孕妇对胰岛素的敏感性随孕周增加而降低。为了维持正常糖代谢水平，胰岛素需求量就必须相应增加，对于胰岛素分泌受限的孕妇，妊娠期不能维持这一生理代偿变化而导致血糖升高，使原有糖尿病加重或出现 GDM。

3. 妊娠对糖尿病的影响　妊娠可使隐性糖尿病显性化，使既往无糖尿病的孕妇发生 GDM，使原有糖尿病患者的病情加重。由于妊娠期糖代谢的复杂变化，应用胰岛素治疗的孕妇，若未及时调整胰岛素用量，部分患者可能会出现血糖过低或过高，严重者甚至导致低血糖昏迷及酮症酸中毒。

4. 糖尿病对妊娠的影响

（1）对孕妇的影响

1）高血糖可使胚胎发育异常甚至死亡，流产率达 15%~30%。

2）糖尿病孕妇妊娠期高血压疾病发生率为正常妇女的 3~5 倍，尤其糖尿病并发肾脏病变时，妊娠期高血压疾病发生率高达 50%以上。

3）糖尿病孕妇抵抗力下降，易合并感染，以泌尿系感染常见。

4）羊水过多的发生率较非糖尿病孕妇多 10 倍。

5）因巨大儿发生率明显增高，难产、产道损伤、手术产的机率增高。产程长易发生产后出血。

6）易发生糖尿病酮症酸中毒：糖尿病酮症酸中毒对母儿危害较大，不仅是孕妇死亡的主要原因，发生在孕早期还有致畸作用，发生在妊娠中晚期易导致胎儿窘迫及胎死宫内。

（2）对胎儿的影响

1）巨大胎儿发生率高达 25%～42%。

2）胎儿生长受限发生率为 21%，见于严重糖尿病伴有血管病变，如肾脏、视网膜血管病变。

3）早产发生率为 10%～25%。早产的原因有羊水过多、妊娠期高血压疾病、胎儿窘迫以及其他严重并发症的出现，常需提前终止妊娠。

4）胎儿畸形率为 6%～8%，高于非糖尿病孕妇。血糖过高、糖化血红蛋白＞8.5%及有血管病变的糖尿病均使胎儿畸形率增加，可能与代谢紊乱、缺氧或应用糖尿病治疗药物有关。

（3）对新生儿的影响

1）新生儿呼吸窘迫综合征发生率增高：高血糖刺激胎儿胰岛素分泌增加，形成高胰岛素血症，后者具有拮抗糖皮质激素促进肺泡 II 型细胞表面活性物质合成及释放的作用，使胎儿肺表面活性物质产生及分泌减少，胎儿肺成熟延迟。

2）新生儿低血糖：新生儿脱离母体高血糖环

境后，高胰岛素血症仍存在，若不及时补充糖，易发生低血糖，严重时危及新生儿生命。

5. 病史及临床表现　有糖尿病家族史、孕期有多饮多食多尿等症状、尿糖多次检测为阳性、年龄＞30岁、孕妇体重增加过多或体重＞90kg、复杂性外阴阴道假丝酵母菌病、反复然流产、死胎或分娩足月RDS儿史、分娩巨大儿、畸形儿史、本次妊娠胎儿偏大或羊水过多者，均要考虑 GDM 的可能。

6. 辅助检查

（1）空腹血糖测定：两次或两次以上空腹血糖≥5.8mmol/L 者，可诊断为糖尿病。

（2）葡萄糖耐量试验（OGTT）：空腹 12 小时后，口服 75g 葡萄糖（溶于 200ml 温开水中），取空腹及服糖后 1、2 小时静脉血，测定血糖值；诊断标准：空腹 5.1mmol/L，1 小时为 10.1mmol/L，2小时为 8.5mmol/L，任何一点达到或超过正常值，诊断为妊娠期糖尿病。

7. 诊断标准　葡萄糖耐量试验（OGTT）血糖测量正常值：空腹5.1mmol/L，1小时为 10.1mmol/L，2 小时为 8.5mmol/L，任何一点达到或超过正常值，诊断为妊娠期糖尿病。

8. 处理

（1）糖尿病患者可否妊娠的指标

1）糖尿病妇女于妊娠前即应确定糖尿病的严重程度。D、F、R级糖尿病一旦妊娠，对母儿危险均较大，应避孕，不宜妊娠。若已妊娠应尽早终止。

2）器质性病变较轻、血糖控制良好者，可在积极治疗、密切监护下继续妊娠。

3）从孕前开始，在内科医师协助下严格控制血糖值。确保受孕前、妊娠期及分娩期血糖在正常范围。

（2）糖代谢异常孕妇的管理

1）妊娠期血糖控制满意标准：孕妇无饥饿感，空腹血糖：3.3～3.5mmol/L，餐前30分钟：3.3～5.3mmol/L；餐后2小时：4.4～6.7mmol/L；夜间：4.4～6.7mmol/L

2）医学营养治疗：饮食控制。

3）药物治疗：磺脲类及双胍类降糖药均能通过胎盘，干扰胎儿代谢，有导致胎儿死亡或畸形的危险。因此，孕妇不宜口服降糖药物治疗。对饮食治疗不能控制的糖尿病，胰岛素是主要的治疗药物。

根据胰岛素作用特点，分胰岛素、低精蛋白胰岛素和精蛋白锌胰岛素。急需控制血糖、纠正代谢紊乱及纠正酮症时用胰岛素，方法是皮下注射，30分钟后开始降血糖，作用持续5～7小时。病情稳定者可用后两种胰岛素。皮下注射1.5～2小时后开始降血糖，作用持续 12～18 小时。

胰岛素用量个体差异较大，尚无统一标准可供参考。一般从小剂量开始，并根据病情、孕期进展及血糖值加以调整，力求控制血糖在正常水平。孕早期胰岛素有时需减量。随孕周增加，胰岛素用量应不断增加，可比非孕期增加 50%～100%甚至更高。胰岛素用量高峰时期在孕 32～33 周，部分患者于孕晚期胰岛素用量减少。产褥期胰岛素用量应减少至分娩前的 1/3～1/2，并根据产后空腹血糖值调整用量。多在产后 1～2 周胰岛素用量逐渐恢复至孕前水平。

4）妊娠期糖尿病酮症酸中毒的处理：①测血气、血糖、电解质，并给予相应治疗的同时，主张应用小剂量胰岛素 0.1U/(kg·h) 静脉滴注；②每 1～2 小时监测血糖 1 次；③血糖＞13.9mmol/L 应将胰岛素加入生理盐水静脉滴注；④血糖≤ 13.9mmol/L 后，开始用 5%葡萄糖盐水加人胰岛素静脉滴注；⑤酮体转阴后可改为胰岛素皮下注射。

5）孕期母儿监护：应密切监测血糖变化，及时调整胰岛素用量以防发生低血糖。①妊娠早期每周检查 1 次至妊娠第 10 周；②妊娠中期应每 2 周检查 1 次，应用 B 型超声检查胎儿发育情况、是否有胎儿畸形；每月测定肾功能及糖化血红蛋白含量，同时进行眼底检查。③妊娠 32 周以后应每周检查 1 次，注意血压、水肿、尿蛋白情况，注意对胎儿发育、胎儿成熟度、胎儿-胎盘功能等监测，必要时及早住院，对有可能提前终止妊娠者应评价胎肺成熟度。

6）终止妊娠的时间：

A. 不需要胰岛素治疗的 GDM 孕妇，无母儿并发症的情况下，严密监测到预产期，未自然临产者采取措施终止妊娠。

B. 妊娠前糖尿病及需胰岛素治疗的 GDM 者，如血糖控制良好，严密监测下，妊娠 38~39 周终止妊娠；血糖控制不满意者及时收入院。

C. 有母儿合并症者，血糖控制不满意，伴血管病变、合并重度子痫前期、严重感染、胎儿生长受限、胎儿窘迫、严密监护下，适时终止妊娠，必要时抽取羊水，了解胎肺成熟情况，完成促胎肺成熟。

7）分娩方式：妊娠合并糖尿病本身不是剖宫产指征，有巨大胎儿、胎盘功能不良、胎位异常或其他产科指征者，应行剖宫产。糖尿病并发血管病变者，多需提前终止妊娠，并常选择剖宫产。妊娠期血糖控制不好，胎儿偏大或者既往有死胎、死产者，应适当的放宽剖宫产指征。

8）分娩期处理

A. 一般处理。

B. 阴道分娩过程中应随时监测血糖、尿糖和尿酮体，使血糖不低于 5.6mmol/L。产程中应密切监测宫缩、胎心变化，避免产程延长。

C. 新生儿处理：新生儿出生时应取脐血检测血糖。注意保温、吸氧，提早喂糖水，早开奶。新生儿娩出后 30 分钟开始定时滴服 25%葡萄糖液，注意防止低血糖。

D. 产后处理：于产后 6～12 周行 OGGT 检查，若异常，则可能是产前漏诊的糖尿病患者。

【复习思考题】

1. 请说出妊娠合并糖尿病及妊娠期糖尿病的定义。

2. 妊娠期糖代谢的特点是什么？

3. 请说出糖尿病对孕妇、胎儿、新生儿各有什么影响？

4. 如何诊断妊娠期糖尿病？

内容四 产 后 出 血

一、病史采集要点

1. 现病史

主要症状：阴道流血量、颜色、出现流血的时间、流血的特点。产时有无宫缩乏力、胎盘残留、产道裂伤、剖宫产术中有无切口撕裂等。

伴随症状：是否有头昏、乏力、胸闷、气促、出冷汗等其他表现。

病情演变：何时出现多量阴道流血，其发展演变过程如何。

诊疗情况：做过何种检查，用何药物及疗效如何。

一般情况：精神、体力、饮食、大小便如何。

2. 其他相关病史

有无药物过敏史及输血史。

既往有无特殊病史（血液系统疾病、妊娠期高血压疾病、肝脏疾病、子宫手术史）。

个人史：年龄、职业，有无吸烟及吸毒史。

月经史及孕产史：既往月经情况、妊娠分娩史、有无多次流产及剖宫产史、有无产后出血、产褥感染等。

3. 体查要点

体温、脉搏、呼吸、血压、面容、体位、神志。

皮肤颜色、出血点。

检查宫底位置，子宫软硬程度，子宫轮廓是否清楚，按摩挤压宫底有无积血压出。

妇科检查：观察阴道流血量、颜色、流血特点，有无凝血块；仔细检查软产道可明确裂伤及出血部位；检查宫口有无组织物堵塞；子宫大小、轮廓、质地。

4. 辅助检查报告单展示

血常规：血红蛋白（Hb）、红细胞（RBC）、血细胞比容（HCT）下降，白细胞（WBC）升高。

凝血因子缺乏检查（血小板计数、血浆纤维蛋白原测定减少，凝血酶原时间测定，出血时间测定延长）及凝血功能检查。

B超检查：子宫大、宫颈或宫腔内有杂乱回声。

二、主要知识内容

1. 概述　胎儿娩出后 24 小时内出血量超过 500ml，剖宫产时超过 1000ml，是分娩期的严重并发症，居我国目前孕产妇死亡原因的首位，其发生率占分娩总数的 2%～3%。

2. 病因

（1）子宫收缩乏力

全身性因素：①产妇精神过度紧张；②临产后过多使用镇静剂、麻醉剂；③产程过长或难产，产妇体力衰竭；④合并急慢性全身性疾病等。

产科因素：①产程过长，体力消耗过大；②产科并发症引起子宫肌水肿或渗血。

子宫因素：①子宫肌纤维过度伸展；②子宫肌纤维发育不良，如子宫畸形或合并子宫肌瘤等，可影响子宫肌正常收缩；③子宫肌壁损伤。

（2）胎盘因素

1）胎盘滞留：产后30分钟胎盘仍不排出，胎盘剥离面血窦不能关闭而导致产后出血。原因：①膀胱膨胀等因素影响，胎盘从宫壁全部剥离后未能排出而潴留在宫腔；②胎盘嵌顿：由于使用宫缩剂不当或粗暴按摩子宫等，引起宫颈内口附近子宫肌呈痉挛性收缩形成狭窄环，使已全部剥离的胎盘嵌顿于宫腔内；③胎盘剥离不全：胎盘未剥离而过早牵拉脐带或刺激子宫，影响胎盘正常剥离，剥离面血窦开放引起出血不止。

2）胎盘粘连或植入：子宫内膜炎症或多次人工流产导致子宫内膜损伤，是胎盘粘连或植入的常见原因。胎盘全部或部分粘连于宫壁不能自行剥离为胎盘粘连，胎盘绒毛植入子宫肌层者为胎盘植入。全部粘连或植入时无出血。部分粘连或植入时因胎盘剥离面血窦开放以及胎盘滞留影响宫缩易引起出血。

3）胎盘部分残留：部分胎盘小叶、副胎盘或部分胎膜残留于宫腔内，影响子宫收缩而出血。

（3）软产道裂伤

（4）凝血功能障碍：原发和继发凝血功能异常，均可导致产后出血。如血小板减少症、白血病、再生障碍性贫血、重症肝炎等在孕前已存在，可引起产后切口及血窦出血。产后并发症如重型胎盘早剥、羊水栓塞、死胎滞留过久等，影响凝血功能引起出血。

3. 临床表现　产后出血的主要临床表现为阴道流血过多及因失血引起休克等相应症状和体征。

（1）阴道流血。

（2）低血压症状。

4. 诊断

失血量的测定及估计

称重法：分娩后敷料重-分娩前敷料重。

容积法：用专用容器收集血液，用量杯测定失血量。

面积法：根据面积估计失血量。

根据失血性休克指数估计失血量：休克指数=脉率+收缩压。

指数=0.5，血容量正常。

指数=1，丢失血液 500～1000ml。

指数=1.5，丢失血液 1500～2500ml。

指数=2.0，丢失血液 2500～3500ml。

5. 产后出血原因的诊断

（1）子宫收缩乏力：子宫收缩乏力时宫底较高，子宫松软如袋状，阴道流血多。按摩子宫及用缩宫剂后子宫变硬，阴道流血停止或减少，可确定为子官收缩乏力。

（2）胎盘因素：胎儿娩出 10 分钟后胎盘未娩出，阴道多量流血时，首先考虑为胎盘因素所致，如胎盘粘连、部分剥离或嵌顿。应仔细检查娩出的胎盘、胎膜是否完整。

（3）软产道裂伤：应仔细检查软产道。宫颈损伤常发生在宫颈 3 点及 9 点处，严重者延及子宫下段。阴道会阴部撕裂伤分 4 度。

Ⅰ度：系指会阴皮肤及阴道入口黏膜撕裂。

Ⅱ度：系指裂伤已达会阴体筋膜及肌层，累及阴道后壁黏膜，可致后壁两侧沟向上撕裂，裂伤多不规则，解剖结构不易辨认，出血较多。

Ⅲ度：肛门外括约肌已断裂。

Ⅳ度：累及阴道直肠隔，直肠壁及黏膜，直肠肠腔暴露，但出血量不一定多。

（4）凝血功能障碍：根据病史、出血特点及血小板计数、凝血酶原时间、纤维蛋白原等有关凝血功能的实验室检查可做出诊断。

6. 诊断

诊断依据：根据病史、临床表现、失血量的测定及估计、产后出血原因的诊断及辅助检查作出诊断。

完整诊断：产后出血，原因诊断，并发症（休克、贫血、凝血功能情况）。

7. 处理治疗原则 针对病因迅速止血、补充血容量、纠正休克及防治感染。

（1）子宫收缩乏力性出血的处理：加强宫缩是最迅速有效的止血方法。具体方法有以下几种：

1）按摩子宫：均匀有节律地按摩宫底，按压时间以子宫恢复正常收缩，并能保持收缩状态为止。

2）子宫收缩药物应用：①缩宫素；②麦角新碱 0.2mg（心脏病、高血压患者慎用）；③前列腺素类药物。

3）压迫法：①双手压迫法：一手握拳置于阴道前穹隆，顶住子宫前壁，另一手自腹壁按压子宫后壁使宫体前屈，双手相对紧压子宫并做按摩；②宫腔无菌纱布填塞法：有明显局部止血作用。方法为术者一手在腹部固定宫底，另一手持卵圆钳将无菌不脱脂棉纱布条送入宫腔内，自宫底由内向外填紧。24小时取出纱布条。警惕因填塞不紧，宫腔内继续出血而阴道不流血的止血假象。

4）手术止血：①结扎子宫动脉或髂内动脉；②髂内动脉或子宫动脉栓塞术：经股动脉穿刺，将介入导管直接导入髂内动脉或子宫动脉，注入明胶海绵颗粒，在栓塞后 2～3 周可被吸收，血管复通；若患者处于休克状态，应先积极抗休克，待一般情况改善后才行栓塞术；③切除子宫：应用于难以控制并危及产妇生命的产后出血。

（2）胎盘滞留

1）胎盘已剥离应立即取出胎盘。

2）胎盘粘连伴阴道流血，应人工徒手剥离胎盘后取出。

3）有胎盘植入可能的，多考虑行子宫切除术。

4）残留胎盘胎膜组织徒手取出困难时，可用大号刮匙清除。

（3）软产道裂伤出血的处理：及时准确地修补、缝合裂伤，可有效地止血。

宫颈裂伤：①若裂伤浅且无明显出血，可不予缝合并不做宫颈裂伤诊断；②若裂伤深且出血多，需用肠线或化学合成可吸收缝线缝合；③若裂伤累及子宫下段经阴道难以修补时，可开腹行裂伤修补术。

阴道裂伤：缝合时应注意缝至裂伤底部，避免遗留死腔，更要避免缝线穿过直肠，缝合要达到组织对合好及止血的效果。

外阴阴道裂伤：按解剖部位缝合肌层及黏膜下层，最后缝合阴道黏膜及会阴皮肤。

（4）凝血功能障碍：先排除子宫收缩乏力性出血、胎盘滞留和软产道裂伤所致出血。尽快输入新鲜全血，补充血小板、凝血因子等。

（5）出血性休克的处理应注意正确估计出血量。针对出血原因行止血治疗。建立有效静脉通道。防治感染。支持对症处理。

8. 预防　预防工作能明显降低产后出血发病率，应贯穿下列环节。

（1）重视产前保健

1）加强孕前及孕期保健工作，对于合并凝血功能障碍和相关疾病者，应积极治疗后再孕。必要时在早孕时终止妊娠。

2）重视对高危孕妇的产前检查，防止产后出血的发生。

（2）正确处理产程

第一产程：密切观察产妇情况，消除其紧张情绪，保证充分休息，注意饮食，密切观察产程进展，防止产程延长。

重视第二产程处理：认真保护会阴，掌握会阴后-侧切开术或正中切开术的适应证及手术时机，接产操作要规范，防止软产道损伤。

正确处理第三产程：①不过早牵拉脐带，胎儿娩出后可等待 15 分钟；②胎盘娩出后，应仔细检查胎盘、胎膜是否完整；③检查软产道有无撕裂或血肿；④检查子宫收缩情况，并按摩子宫以促进子宫收缩。

（3）加强产后观察：因产后出血约 80%发生在产后 2 小时内。胎盘娩出后，产妇应继续留在产房观察 2 小时。产后鼓励产妇及时排空膀胱，不能排空者应予导尿。早期哺乳可刺激子宫收缩，减少阴道流血量。

【复习思考题】

1. 什么是产后出血？

2. 试述产后出血的诊断和处理原则。

见习七　产科疾病讨论（三）

【目的要求】

1. 掌握异常分娩的临床表现、诊断、治疗原则。

2. 掌握正常产褥女性的身体变化（子宫，乳房）。

【预习内容】

异常分娩、正常产褥、异常产褥。

【学时数】

2 学时。

【见习内容】

内容一　异常分娩——产力异常

一、病史采集要点

1. 现病史

（1）孕妇的既往月经情况，末次月经时间，早孕反应情况，感觉胎动时间。

（2）主要症状：出现阵发性腹痛时间，腹痛发作的频率、持续时间、强度如何。

（3）伴随症状：有无阴道流液、流血等。

（4）诊疗情况：孕期在何处就诊过，做过何种检查，孕期是否用药。

（5）一般情况：精神、体力、饮食、大小便如何。

2. 其他相关病史

（1）有无药物过敏史。

（2）既往有无子宫肌瘤、子宫手术、难产及产后出血等病史。

（3）个人史：年龄、职业，有无吸烟及吸毒史。

（4）月经史及孕产史。

二、体查要点

1. 体温、脉搏、呼吸、血压、体位、神志。

2. 注意孕妇的发育、营养、精神状态及浮肿情况。

3. 心肺心尖搏动的位置，心界大小，心率、节律、心音、杂音；肺部有无啰音。

4. 腹部　注意腹形及大小，用软皮尺测量宫高和腹围，四部触诊法检查子宫大小、胎产式、胎先露、胎方位以及胎先露部是否衔接；触摸宫缩情况，听诊胎心音。

5. 骨盆测量　主要是骨盆外测量（髂棘间径、髂嵴间径、骶耻外径、坐骨结节间径等）。

6. 肛门指诊　了解宫颈质地、宫颈管消退情况，先露高低，宫口位置、开大情况，骨盆大小。

三、辅助检查报告单展示

1. 典型产程图　有产程延长、停滞、急产，胎先露下降延缓、停滞，胎心加快或减慢等。

2. 胎儿监护图纸 宫缩稀弱，宫缩<2 次/10 分钟，宫腔内压力<15mmHg；或宫缩过强、过频、宫缩>5 次/10 分钟，宫腔内压力>50mmHg，胎心基线升高或降低，胎心率与胎动及宫缩的关系。

3. B 超报告单 描述胎儿发育情况、胎盘位置及功能、羊水分布情况。

四、主要知识内容

1. 概述 产力中以子宫收缩力为主，贯穿于分娩全过程。在分娩过程中，子宫收缩的节律性、对称性及极性不正常或强度、频率有改变，称子宫收缩力异常。

2. 分类（图 7-1）

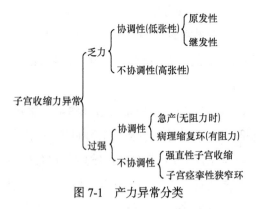

图 7-1 产力异常分类

（1）子宫收缩乏力

1）原因：①头盆不称或胎位异常；②子宫因素；

③精神因素；④内分泌失调；⑤药物影响；⑥其他。

2）临床表现及诊断

A. 协调性宫缩乏力（低张性宫缩乏力）：①特点：子宫收缩有正常的节律性、对称性和极性，但收缩力弱，宫腔内压力<15mmHg持续短、间歇长且不规律，宫缩<2次/10分钟；②检查：宫缩高峰时，手指压宫底部出现凹陷，宫口扩张缓慢，胎先露下降缓慢，产程延长，引起疲劳、食欲减退、肠胀气、尿潴留等现象。

B. 不协调性宫缩乏力（高张性宫缩乏力）：①特点：子宫收缩失去节律性、对称性和极性，甚至极性倒置，底部弱下段强；宫缩间歇期子宫肌不能完全放松，不能使子宫颈口扩张和胎先露下降，故属无效宫缩，产程延长或停滞；②检查：产妇持续腹痛，极性倒置；底部弱，下段强，子宫壁即使在间歇期触之硬并有压痛。

C. 产程曲线异常：①潜伏期延长：>16小时；②活跃期延长：>8小时；③活跃期停滞：进入活跃期后，宫口不再扩张达2小时以上，称为活跃期停滞；④第二产程延长：初产妇超过2小时、经产妇超过1小时尚未分娩；⑤第二产程停滞：指达1小时胎头下降无进展；⑥胎头下降延缓：活跃期晚期及第二产程，胎头下降速度初产妇<1.0cm/小时，

经产妇＜2.0cm/小时；⑦胎头下降停滞：活跃期晚期胎头停留在原处不下降 1 小时以上；⑧滞产：总产程超过 24 小时。

3）对母儿影响：①产妇：宫缩乏力、脱水、酸中毒、低钾血症、膀胱阴道瘘、尿道阴道瘘、生殖道感染、产后出血；②胎儿：增加手术产机会、胎儿窘迫、胎死宫内。

4）处理

A. 协调性宫缩乏力：依产程按下述方法处理。

第一产程：①一般处理：消除精神紧张；补充营养和水分，不能进食者，静脉补液，纠正酸中毒及低钾血症；排空膀胱及直肠；②人工破膜（参考 Bishop 评分进行）；③地西泮（安定）静脉推注；④缩宫素静脉点滴；⑤经上述处理，若产程仍无进展或出现胎儿窘迫征象时，应及时行剖宫产术。

第二产程：若无头盆不称，给予缩宫素静脉滴注促进产程进展。①若胎头双顶径已通过坐骨棘平面，加强宫缩后自然分娩，或行会阴后侧切开以胎头吸引术或产钳术助产；②若胎头仍未衔接或伴有胎儿窘迫征象，应行剖宫产术。

第三产程：为预防产后出血，当胎儿前肩娩出时，可静脉推注或肌内注射缩宫素，使宫缩增强，促使胎盘剥离娩出及子宫血窦关闭。

B. 不协调性宫缩乏力：处理原则是调节子宫收缩，恢复正常节律性及其极性。①给予强镇静剂哌替啶 100mg、吗啡 10～15mg 肌内注射或地西泮 10mg 静脉推注，使产妇充分休息，醒后不协调性宫缩多能恢复为协调性宫缩；②若经上述处理，不协调性宫缩未能得到纠正，或伴有胎儿窘迫征象，或伴有头盆不称，均应行剖宫产术；③若不协调性宫缩已被控制，但宫缩仍弱时，可用协调性宫缩乏力时加强宫缩的各种方法（在宫缩恢复为协调性之前，严禁应用缩宫素）。

（2）协调性子宫收缩过强：子宫收缩的节律性、对称性和极性均正常，仅子宫收缩力过强、过频，宫腔压力>50mmHg。

1）临床表现：若产道无阻力，宫口迅速开全，分娩在短时间内结束，宫口扩张速度>5cm/小时（初产妇）或 10cm/小时（经产妇），总产程<3 小时称为急产。经产妇多见，若伴有头盆不称、胎位异常或瘢痕子宫有可能发生子宫破裂。

2）对产妇的影响：宫缩过强、过频，产程过快，可致初产妇宫颈、阴道、会阴撕裂伤及子宫破裂、产褥感染、胎儿娩出后子宫肌纤维缩复不良，易发生胎盘滞留或产后出血。

3）对胎儿及新生儿的影响：宫缩过强、过频可致胎儿在宫内缺氧，易发生胎儿窘迫、新生儿窒息甚至死亡。胎儿娩出过快，胎头在产道内受到的压力突然解除，可致新生儿颅内出血。无准备的分娩，来不及接产，新生儿易发生感染。若坠地可致骨折、外伤。

4）处理：有急产史的孕妇，应提前住院待产。临产后不应灌肠。提前做好接产及抢救新生儿窒息的准备。若急产来不及消毒及新生儿坠地者，新生儿应肌内注射维生素 K，预防颅内出血、肌内注射精制破伤风抗毒素 1500U 及抗生素预防感染。产后仔细检查软产道若有撕裂应及时缝合，予抗生素预防感染。

（3）强直性子宫收缩：通常均由外界因素异常造成。例如，临产后由于不适当的应用缩宫素，或对缩宫素敏感，以及胎盘早剥血液浸润子宫肌层等，使子宫强力收缩，宫缩间歇期短或无间歇，均可引起宫颈内口以上部分的子宫肌层出现强直性痉挛性收缩。

1）临床表现：产妇烦躁不安，持续性腹痛、拒按。胎位触不清，胎心听不清。有时可出现病理缩复环、血尿等先兆子宫破裂征象。

2）处理：①一旦确诊，应及时给予宫缩抑制剂，如 25%硫酸镁 20ml 加于 25%葡萄糖液 20ml

内缓慢静脉推注（不少于 5 分钟），或肾上腺素 1mg 加于 5%葡萄糖液 250ml 内静脉滴注；②若属梗阻性原因，应立即行剖宫产术；③若胎死宫内可用乙醚吸入麻醉，若仍不能缓解强直性宫缩，应行剖宫产术。

（4）子宫痉挛性狭窄环：子宫壁局部肌肉呈痉挛性不协调性收缩形成的环状狭窄，持续不放松，称为子宫痉挛性狭窄环。狭窄环可发生在宫颈、宫体的任何部分，多在子宫上下段交界处，也可在胎体某一狭窄部，以胎颈、胎腰处常见。

1）原因：多因精神紧张、过度疲劳以及不适当地应用宫缩剂或进行阴道内操作所致。

2）临床表现：产妇出现持续性腹痛，烦躁不安，宫颈扩张缓慢，胎先露部下降停滞，胎心时快时慢。阴道检查时在宫腔内触及较硬而无弹性的狭窄环，此环与病理缩复环不同，特点是不随宫缩上升。

3）处理：寻找原因，及时纠正。①停止阴道内操作及停用缩宫素等；②若无胎儿窘迫征象，给予镇静剂如哌替啶 100mg、吗啡 10mg 肌内注射，也可给予宫缩抑制剂如沙丁胺醇 4.8mg 口服，25%硫酸镁 20ml 加于 25%葡萄糖液 20ml 内缓慢静脉滴注，等待异常宫缩自然消失；③当宫缩恢复正常时，可行阴道助产或等待自然分娩；④若经上述处理，子宫痉挛性狭窄环不能缓解，宫口未开全，胎先露部高，或伴有胎儿窘迫征象，均应立即行剖宫产术；⑤若胎死宫内，宫口已开全，可行乙醚麻醉，经阴道分娩。

3. 体征

（1）产妇精神紧张、疲劳或烦躁不安、极度痛苦表情。

（2）心肺：心率增快等。

（3）腹部检查

A. 视诊：腹形及大小。宫缩过强时，可见病理缩复环及子宫痉挛性狭窄环。

B. 触诊：用手测宫底高度，用软皮尺测子宫长度及腹围值。宫缩高峰时，手指压宫底部出现凹陷或子宫收缩极性倒置，底部弱下段强或宫缩无间歇期。四部触诊法检查子宫大小、胎产式、胎先露、胎方位及胎先露部是否衔接，强直性子宫收缩时胎位不清。

C. 听诊：胎心可能增快或减慢，或时快时慢，甚至胎心听不清。

（4）骨盆测量：骨盆内、外测量可能有骨盆狭窄的表现。

（5）肛门或阴道检查：宫缩乏力时宫口扩张缓慢，胎先露下降缓慢。协调性子宫收缩过强时，若产道无阻力，宫口扩张速度＞5cm/小时（初产妇）或 10cm/小时（经产妇），不协调性子宫收缩过强时在宫腔内触及较硬而无弹性的狭窄环，此环与病理缩复环不同，特点是不随宫缩上升。

4. 辅助检查

（1）典型产程图：有产程延长、停滞、急产，胎先露下降延缓、停滞、胎心加快或减慢等。

（2）胎儿监护图纸：宫缩稀弱，宫缩＜2 次/10分钟，宫腔内压力＜15mmHg；或宫缩过强、过频、宫缩＞5 次/10 分钟，宫腔内压力＞50mmHg，胎心基线升高或降低，胎心率与胎动及宫缩的关系。

（3）B 超报告单：描述胎儿发育情况、胎盘位置及功能、羊水分布情况。

5. 诊断

（1）诊断依据：病史、临床表现、体征及辅助检查。

（2）完整诊断：产力异常，分类，并发症（如产妇酸中毒、先兆子宫破裂、胎儿窘迫等）。

6. 鉴别诊断　注意协调性宫缩乏力与不协调性宫缩乏力的鉴别；协调性宫缩过强与不协调性宫缩过强的鉴别。

【复习思考题】

1. 协调性宫缩乏力（低张性宫缩乏力）有何

特点？

2. 不协调性宫缩乏力的处理原则是什么？

3. 什么叫活跃期停滞？

4. 什么叫滞产？什么叫急产？

5. 试述强直性子宫收缩与子宫痉挛性狭窄环的处理原则。

内容二 异常分娩——产道异常

一、病史采集要点

1. 现病史

（1）孕妇的既往月经情况，末次月经时间，早孕反应情况，感觉胎动时间。

（2）主要症状：出现阵发性腹痛时间，腹痛发作的频率、持续时间、强度如何。

（3）伴随症状：有无阴道流液、流血等。

（4）诊疗情况：孕期在何处就诊过，做过何种检查，孕期是否用药。

（5）一般情况：精神、体力、饮食、大小便如何。

2. 其他相关病史

（1）有无药物过敏史。

（2）既往有无佝偻病、脊髓灰质炎、脊柱和髋关节结核以及外伤史，有无难产史及新生儿有无产伤等。

（3）个人史：年龄、职业，有无吸烟及吸毒史。

（4）月经史及孕产史。

二、体查要点

1. 体温、脉搏、呼吸、血压、体位、神志。

2. 注意孕妇的身高、步态、发育、营养、精神状态。

3. 心肺　心尖搏动的位置，心界大小，心率、节律、心音、杂音；肺部有无啰音。

4. 腹部　注意腹形及大小，用软皮尺测量宫高和腹围，四部触诊法检查子宫大小、胎产式、胎先露、胎方位以及胎先露部是否衔接；触摸宫缩情况；听诊胎心音。

5. 骨盆测量　骨盆外测量（髂棘间径、髂嵴间径、骶耻外径、坐骨结节间径等）及骨盆内测量（坐骨棘间径、坐骨切迹出口后矢状径等）。

6. 肛门或阴道指诊　了解宫颈质地、宫颈管消退情况，先露高低，宫口位置、开大情况，骨盆大小。

三、辅助检查报告单展示

1. 典型产程图有产程延长、停滞，胎先露下降延缓、停滞，胎心加快或减慢等。

2. 胎儿监护图纸　胎心基线升高或降低，胎心率与胎动及宫缩的关系。

3. B超报告单　描述胎儿发育情况、胎盘位置及功能、羊水分布情况。

四、主要知识内容

产道是胎儿经阴道娩出的通道，包括骨产道（骨盆腔）及软产道（子宫下段、宫颈、阴道、外阴）。产道异常可使胎儿娩出受阻。临床上以软产道异常所致的难产少见，应于妊娠早期常规行双合诊检查，了解软产道有无异常；骨产道异常多见。

1. **骨产道异常** 狭窄骨盆概念：骨盆径线过短或形态异常，致使骨盆腔小于胎先露部可通过的限度，阻碍胎先露部下降，影响产程顺利进展，称为狭窄骨盆。

2. **狭窄骨盆分类**

（1）骨盆入口平面狭窄

1）分级：分 3 级。①Ⅰ级为临界性狭窄：骶耻外径 18cm，入口前后径 10cm，绝大多数可以经阴道自然分娩；②Ⅱ级为相对性狭窄：骶耻外径 16.5～17.5cm，入口前后径 8.5～9.5cm，需经试产后才能决定是否可以经阴道分娩；③Ⅲ级绝对性狭窄：较少见，骶耻外径≤16.0cm，入口前后径≤8.0cm，必须以剖宫产结束分娩。

2）分型：我国妇女常见以下两种类型：①单纯扁平骨盆；②佝偻病性扁平骨盆。

（2）中骨盆及骨盆出口平面狭窄

1）分级：分 3 级。①临界性狭窄：坐骨棘间径 10cm，坐骨结节间径 7.5cm；②相对性狭窄：坐骨棘间径 8.5～9.5cm，坐骨结节间径 6.0～7.0cm；③绝对性狭窄：坐骨棘间径≤8.0cm，坐骨结节间径≤5.5cm。

2）分型：我国妇女常见以下 2 种类型。①漏斗骨盆：骨盆入口各径线值正常，两侧骨盆壁向内倾斜，状似漏斗；其特点是中骨盆及骨盆出口平面均明显狭窄，使坐骨棘间径、坐骨结节间径缩短，耻骨弓角度＜90°，坐骨结节间径与出口后矢状径之和＜15cm，常见于男型骨盆；②横径狭窄骨盆。

（3）骨盆 3 个平面狭窄：骨盆外形属女型骨盆，但骨盆入口、中骨盆及骨盆出口平面均狭窄，每个平面径线均小于正常值 2cm 或更多，称为均小骨盆。多见于身材矮小、体形匀称的妇女。

（4）畸形骨盆：骨盆失去正常形态称畸形骨盆。如骨软化症骨盆、偏斜骨盆。

3. 临床表现

（1）骨盆入口平面狭窄的临床表现

1）胎头衔接受阻：①胎头跨耻征阳性：即使已经临产胎头仍未入盆；②胎位异常：如臀先露、面先露或肩先露的发生率增加 3 倍；③脐带脱垂：发生率增加 6 倍。

2）骨盆临界性狭窄：①若胎位、胎儿大小及产力正常，临床表现为潜伏期及活跃期早期延长，活跃期后期产程进展顺利；②若胎头迟迟不入盆，此时常出现胎膜早破（其发生率为正常骨盆的4～6倍）、母儿感染、继发性宫缩乏力（因胎头不能紧贴宫颈内口诱发反射性宫缩导致）、潜伏期延长、宫颈扩张缓慢。

3）骨盆绝对性狭窄：胎头不能入盆，常发生梗阻性难产。可出现病理缩复环，甚至子宫破裂。如胎先露部嵌入骨盆入口时间较长，可形成泌尿生殖道瘘。在强大的宫缩压力下，胎头颅骨重叠，严重时可出现颅骨骨折及颅内出血。

（2）中骨盆平面狭窄的临床表现

1）胎头能正常衔接：①潜伏期及活跃期早期进展顺利；②当胎头下降达中骨盆时，常出现持续性枕横位或枕后位，同时出现继发性宫缩乏力，活跃期后期及第二产程延长甚至第二产程停滞。

2）胎头受阻于中骨盆：①胎头开始变形，颅骨重叠，胎头受压，使软组织水肿，产瘤较大，严重时可发生脑组织损伤、颅内出血及胎儿宫内窘迫；②若中骨盆狭窄程度严重，宫缩又较强，可发生先兆子宫破裂及子宫破裂；③强行阴道助产，可导致严重软产道裂伤及新生儿产伤。

（3）骨盆出口平面狭窄的临床表现：骨盆出口平面狭窄与中骨盆平面狭窄常同时存在。若单纯骨盆出口平面狭窄者，第一产程进展顺利，胎头达盆底受阻；第二产程停滞，继发性宫缩乏力，胎头双顶径不能通过出口横径，强行阴道助产，可导致软产道、骨盆底肌肉及会阴严重损伤，胎儿严重产伤，对母儿危害极大。

4. **相关病史** 孕妇既往有无佝偻病、脊髓灰质炎、脊柱和髋关节结核以及外伤史；有无难产史及新生儿有无产伤等。

5. **辅助检查**

（1）典型产程图：有产程延长、停滞，胎先露下降延缓、停滞，胎心加快或减慢等。

（2）胎儿监护图纸：胎心基线升高或降低，胎心率与胎动及宫缩的关系。

（3）B超报告单：描述胎儿发育情况、胎盘位置及功能、羊水分布情况。

6. **诊断** 在妊娠期间应查清骨盆有无异常，有无头盆不称，及早做出诊断，以决定适当的分娩方式。

（1）诊断依据：病史、全身检查、腹部检查、骨盆测量等。

（2）完整诊断：骨盆狭窄、类型，有无合并胎方位的异常、宫缩的异常。

7. 对母儿影响

（1）对产妇的影响

1）若为骨盆入口平面狭窄，容易发生胎位异常、继发性宫缩乏力，导致产程延长或停滞。

2）若为中骨盆平面狭窄，容易发生持续性枕横位或枕后位，产后形成生殖道瘘。胎膜早破及手术助产增加感染机会。严重梗阻性难产若不及时处理，可导致先兆子宫破裂，甚至子宫破裂，危及产妇生命。

（2）对胎儿及新生儿的影响

1）易发生胎膜早破、脐带脱垂，导致胎儿窘迫，甚至胎儿死亡。

2）产程延长，胎头受压，缺血缺氧容易发生颅内出血；产道狭窄，手术助产机会增多，易发生新生儿产伤及感染。

8. 狭窄骨盆分娩时处理　首先应明确狭窄骨盆类别和程度，了解胎位、胎儿大小、胎心率、宫缩强弱、宫口扩张程度、胎先露下降程度、破膜与否，结合年龄、产次、既往分娩史进行综合判断，决定分娩方式。

（1）一般处理：应予精神安慰，增强信心，保证营养及水分的摄入，必要时补液。产妇还需注意休息，要监测宫缩强弱，勤听胎心，检查胎先露下降及宫口扩张程度。

（2）骨盆入口平面狭窄的处理

1）明显头盆不称（绝对性骨盆狭窄）：胎头跨耻征阳性者，足月活胎不能入盆，不能经阴道分娩，应在临产后行剖宫产术结束分娩。

2）轻度头盆不称（相对性骨盆狭窄）：胎头跨耻征可疑阳性，足月活胎体重<3000g，胎心率及产力均正常，应在严密监护下试产。胎膜未破者可在宫口扩张 3cm 时行人工破膜。若破膜后宫缩较强，产程进展顺利，多数能经阴道分娩。试产过程中若出现宫缩乏力，可用缩宫素静脉滴注加强宫缩。试产 2～4 小时，胎头仍迟迟不能入盆，宫口扩张缓慢，或伴有胎儿窘迫征象，应及时行剖宫产术结束分娩。若胎膜已破，为了减少感染，应适当缩短试产时间。

（3）中骨盆平面狭窄的处理

1）若宫口开全，胎头双顶径达坐骨棘水平或更低，可经阴道徒手旋转胎头为枕前位，待其自然分娩，或行产钳或胎头吸引术助产。

2）若胎头双顶径未达坐骨棘水平，或出现胎儿窘迫征象，应行剖宫产术结束分娩。

（4）骨盆出口平面狭窄的处理

1）骨盆出口平面是产道的最低部位，应于临产前对胎儿大小、头盆关系做出充分估计，决定能否经阴道分娩，诊断为骨盆出口狭窄，不应进行试产。

2）若发现出口横径狭窄，耻骨弓角度变锐，耻骨弓下三角空隙不能利用，胎先露部向后移，利用出口后三角空隙娩出。

3）临床上常用出口横径与出口后矢状径之和估计出口大小。若两者之和＞15cm 时，多数可经阴道分娩，有时需用胎头吸引术或产钳术助产，应做较大的会阴后侧切开，以免会阴严重撕裂。若两者之和＜15cm，足月胎儿不易经阴道分娩，应行剖宫产术结束分娩。

（5）骨盆 3 个平面狭窄的处理

1）若估计胎儿不大，胎位正常，头盆相称，宫缩好，可以试产。通常可通过胎头变形和极度俯屈，以胎头最小径线通过骨盆腔，可能经阴道分娩。

2）若胎儿较大，有明显头盆不称，胎儿不能通过产道，应尽早行剖宫产术。

（6）畸形骨盆的处理：根据畸形骨盆种类、狭窄程度、胎儿大小、产力等情况具体分析。若畸形严重，明显头盆不称者，应及早行剖宫产术。

【复习思考题】

1. 什么是狭窄骨盆？

2. 什么是均小骨盆？

3. 什么是漏斗骨盆？

4. 狭窄骨盆对母儿有何影响？

5. 试述狭窄骨盆分娩时处理原则。

　　内容三　异常分娩——胎位异常

一、病史采集要点

1. 现病史

（1）孕妇的既往月经情况，末次月经时间，早孕反应，感觉胎动时间。

（2）主要症状：出现阵发性腹痛时间，腹痛发作的频率、持续时间、强度如何。

（3）伴随症状：有无呕吐、阴道流液、流血等。

（4）诊疗情况：孕期在何处就诊过，做过何种检查，孕期是否用药。

（5）一般情况：精神、体力、饮食、大小便如何。

2. 其他相关病史

（1）有无药物过敏史。

（2）既往有无子宫肌瘤、子宫手术、难产及产后出血等病史；有无佝偻病、脊髓灰质炎、脊柱和髋关节结核以及外伤史；有无难产史及新生儿有无产伤等。

（3）个人史：年龄、职业，有无吸烟及吸毒史。

（4）月经史及孕产史。

二、体查要点

1. 体温、脉搏、呼吸、血压、体位、神志。

2. 注意孕妇的发育、营养、精神状态。

3. 心肺　心尖搏动的位置，心界大小，心率、节律、心音、杂音；肺部有无啰音。

4. 腹部　注意腹形及大小，用软皮尺测量宫高和腹围，四部触诊法检查子宫大小、胎产式、胎先露、胎方位以及胎先露部是否衔接，触摸宫缩情况。听诊胎心音。

5. 肛门或阴道指诊　了解宫颈质地、宫颈管消退情况，先露高低，宫口位置、开大情况，胎方位、骨盆大小。

6. 骨盆测量　骨盆外测量（髂棘间径、髂嵴间径、骶耻外径、坐骨结节间径等）及骨盆内测量（坐骨棘间径、坐骨切迹出口后矢状径等）。

三、辅助检查报告单展示

1. 典型产程图有产程延长、停滞，胎先露下降延缓，停滞，胎心加快或减慢等。

2. 胎儿监护图纸　胎心基线升高或降低，胎心率与胎动及宫缩的关系。

3. B超报告单描述胎儿发育情况、胎方位、胎盘位置及功能、羊水分布情况。

四、主要知识内容

1. 概述 胎位异常是造成难产的常见因素之一。分娩时枕前位（正常胎位）约占 90%，而胎位异常约占 10%，其中胎头位置异常居多，有持续性枕横（后）位，有高直位、前不均倾位等。胎产式异常的臀先露占 3%～4%，肩先露已极少见。此外，还有复合先露。

2. 持续性枕后位、枕横位

（1）概念：在分娩过程中，胎头以枕后位或枕横位衔接。在下降过程中，胎头枕部因强有力宫缩绝大多数能向前转 135°或 90°，转成枕前位自然分娩。仅有 5%～10%胎头枕骨持续不能转向前方，直至分娩后期仍位于母体骨盆后方或侧方，致使分娩发生困难者，称持续性枕后位或持续性枕横位。

（2）原因

1）骨盆异常：骨盆形态及大小异常是发生持续性枕后位、枕横位的重要原因。常发生于男型骨盆或类人猿型骨盆。

2）胎头俯屈不良：以枕后位入盆时，胎背与母体的脊柱接近，不利于胎头俯屈，俯屈不良的胎头，以较大径线通过骨盆各平面，故内旋转和下降均困难。

3）子宫收缩乏力：影响胎头下降、俯屈及内旋转，容易造成持续性枕后位或枕横位。反过来，持续性枕后位或枕横位使胎头下降受阻，也容易导致宫缩乏力，两者互为因果关系。

4）头盆不称：头盆不称时，骨盆腔容积小，使胎头下降与内旋转受阻，而呈持续性枕后位或枕横位。

5）其他：前壁胎盘、膀胱充盈、子宫下段宫颈肌瘤均可影响胎头内旋转，形成持续性枕横位或枕后位。

（3）诊断

1）临床表现：①临产后胎头衔接较晚及俯屈不良，常导致协调性宫缩乏力及宫口扩张缓慢；②若枕后位，产妇自觉肛门坠胀及排便感，致使宫口尚未开全时过早使用腹压，容易导致宫颈前唇水肿和产妇疲劳，影响产程进展；③持续性枕后位、枕横位常致活跃期晚期及第二产程延长；④若在阴道口虽已见到胎发，历经多次宫缩时屏气却不见胎头继续顺利下降时，应想到可能是持续性枕后位。

2）腹部检查：在宫底部触及胎臀，胎背偏向母体后方或侧方，在对侧明显触及胎儿肢体。若胎头已衔接，有时可在胎儿肢体侧耻骨联合上方扪到胎儿颈部。胎心在脐下一侧偏外方听得最响亮，枕后位时胎心在胎儿肢体侧的胎胸部位也能听到。

3）肛门检查或阴道检查：当肛查宫口部分扩张或开全时，若为枕后位，盆腔后部空虚，胎头矢状缝位于骨盆斜径上，前囟在骨盆右前方，后囟（枕部）在骨盆左后方则为枕左后位；反之，为枕右后位。胎头矢状缝位于骨盆横径上，后囟在骨盆左侧方，则为枕左横位；反之，为枕右横位。当出现胎头水肿、颅骨重叠、囟门触不清时，需行阴道检查借助胎儿耳廓及耳屏位置及方向判定胎位，若耳廓朝向骨盆后方，诊断为枕后位；若耳廓朝向骨盆侧方，诊断为枕横位。

4）相关病史：既往有无子宫肌瘤、子宫手术、难产及产后出血等病史；有无佝偻病、脊髓灰质炎、脊柱和髋关节结核以及外伤史；有无难产史及新生儿有无产伤等。

5）辅助检查：①B型超声检查：根据胎头颜面及枕部位置，能准确探清胎头位置；②典型产程图：有产程延长、停滞，胎先露下降延缓、停滞，胎心加快或减慢等表现；③胎儿监护图纸：胎心基线升高或降低，胎心率与胎动及宫缩的关系。

（4）分娩机制：胎头多以枕横位或枕后位衔接，在分娩过程中，若不能转成枕前位时，其分娩机制如下。

1）枕后位：胎头枕部到达中骨盆向后行 45°内旋转，使矢状缝与骨盆前后径一致。胎儿枕部朝向骶骨呈正枕后位。其分娩方式有：①经阴道助娩：胎头俯屈较好者；②手术助产：胎头俯屈不良多需手术助产。

2）枕横位：部分枕横位于下降过程中无内旋转动作，或枕后位的胎头枕部仅向前旋转 45°成为持续性枕横位。持续性枕横位虽能经阴道分娩，但多数需用手或行胎头吸引术将胎头成枕前位娩出。

（5）对母儿影响

1）产妇：导致继发性宫缩乏力，使产程延长，常需手术助产，易发生软产道损伤，增加产后出血及感染机会，并易形成生殖道瘘。

2）胎儿：第二产程延长和手术助产机会增多，常出现胎儿窘迫和新生儿窒息，使围生儿死亡率增高。

（6）处理：持续性枕后位、枕横位在骨盆无异常、胎儿不大时，可以试产。试产时应严密观察产程，注意胎头下降、宫口扩张程度、宫缩强弱及胎心有无改变。

1）第一产程

潜伏期：保证产妇营养与休息。可给予哌替啶或地西泮。让产妇向胎腹的方向侧卧，以利胎头枕部转向前方。若宫缩欠佳，应尽早静脉滴注缩宫素。

活跃期：宫口开大 3~4cm 产程停滞除外头盆不称，可行人工破膜，增强宫缩，推动胎头内旋转。若产力欠佳，静脉滴注缩宫素；若宫口开大 >1cm/小时，伴胎先露部下降，多能经阴道分娩。在试产过程中，出现胎儿窘迫征象，应行剖宫产术结束分娩。若经过上述处理效果不佳，每小时宫口开大 <1cm 或无进展时，则应剖宫产结束分娩。宫口开全之前，嘱产妇不要过早屏气用力，以免引起宫颈前唇水肿，影响产程进展。

2）第二产程：若第二产程进展缓慢，初产妇已近 2 小时，经产妇已近 1 小时，应行阴道检查。当胎头双顶径已达坐骨棘平面或更低时，可先行徒手将胎头枕部转向前方，使矢状缝与骨盆出口前后径一致，或自然分娩，或阴道助产（低位产钳术或胎头吸引术）。若转成枕前位有困难时，也可向后转成正枕后位，再以产钳助产。若以枕后位娩出时，需做较大的会阴后-侧切开，以免造成会阴裂伤。若胎头位置较高，疑有头盆不称，需行剖宫产术。中位产钳禁止使用。

3）第三产程：胎盘娩出后应立即静脉注射或肌内注射子宫收缩剂，以防发生产后出血。有软产道裂伤者，应及时修补。新生儿应重点监护。凡行手术助产及有软产道裂伤者，产后应给予抗生素预防感染。

3. 臀先露

（1）概念：臀先露是最常见的异常胎位，多见于经产妇。因胎头比胎臀大，分娩时后出胎头无明显变形，往往娩出困难，加之脐带脱垂较多，使围生儿死亡率增高。臀先露以骶骨为指示点，有骶左前、骶左横、骶左后、骶右前、骶右横、骶右后 6 种胎位。

（2）原因

1）胎儿在宫腔内活动范围过大：羊水过多、经产妇腹壁松弛以及早产儿羊水相对偏多，易形成臀先露。

2）胎儿在宫腔内活动范围受限：子宫畸形（如单角子宫、双角子宫等），胎儿畸形（如无脑儿、脑积水等）妊娠及羊水过少等，容易发生臀先露。胎盘附着在宫底及宫角，臀先露的发生率增高。

3）胎头衔接受阻：狭窄骨盆、前置胎盘、肿瘤阻塞骨盆腔及巨大胎儿等，也易发生臀先露。

（3）临床分类：根据胎儿两下肢所取的姿势分类。

1）单臀先露或腿直臀先露：最多见。

2）完全臀先露或混合臀先露：较多见。

3）不完全臀先露：以一足或双足、一膝或双膝或一足一膝为先露。膝先露是暂时的，产程开始后转为足先露。较少见。

（4）诊断

1）临床表现：孕妇常感觉肋下有圆而硬的胎头。常导致宫缩乏力，宫口扩张缓慢，致使产程延长。

2）腹部检查：子宫呈纵椭圆形，胎体纵轴与母体纵轴一致。在宫底部触到圆而硬、按压时有浮球感的胎头；若未衔接，在耻骨联合上方触到不规则、软而宽的胎臀，胎心在脐左（或右）上方听得最清楚。衔接后，胎臀位于耻骨联合之下，胎心听诊以脐下最明显。

3）肛门检查及阴道检查：肛门检查时，触及软而不规则的胎臀或触到胎足、胎膝。若胎臀位置高，肛查不能确定时，需行阴道检查。阴道检查时，了解宫口扩张程度及有无脐带脱垂。若胎膜已破，能直接触到胎臀、外生殖器及肛门，此时应注意与颜面相鉴别。若为胎臀，可触及肛门与两坐骨结节连在一条直线上，手指放入肛门内有环状括约肌收缩感，取出手指可见有胎粪。若为颜面，口与两颧骨突出点呈三角形，手指放入口内可触及齿龈和弓状的下颌骨。若触及胎足时，应与胎手相鉴别。

4）相关病史：既往有无子宫肌瘤、子宫手术、难产及产后出血等病史。有无佝偻病、脊髓灰质炎、脊柱和髋关节结核以及外伤史；有无难产史及新生儿有无产伤等。

5）辅助检查：①B 型超声检查：能准确探清臀先露类型以及胎儿大小、胎头姿势、胎儿畸形等；②胎儿监护图纸：胎心基线升高或降低，胎心率与胎动及宫缩的关系。

（5）分娩机制：臀先露时，较小且软的臀部先娩出，最大的胎头却最后娩出，为适应产道条件，胎臀、胎肩、胎头需按一定机制适应产道条件方能娩出，故需要掌握胎臀、胎肩及胎头 3 部分的分娩机制。以骶右前位为例加以阐述。

1）胎臀娩出：临产后，胎臀以粗隆间径衔接于骨盆入口右斜径，骶骨位于右前方。胎臀逐渐下降，前髋下降稍快故位置较低，抵达骨盆底遇到阻力后，前髋向母体右前方行 45°内旋转，使前髋位于耻骨联合后方，此时粗隆间径与母体骨盆出口前后径一致。胎臀继续下降，胎体稍侧屈以适应产道弯曲度，后髋先从会阴前缘娩出，随即胎体稍伸直，使前髋从耻骨弓下娩出。继之双腿双足娩出。当胎臀及两下肢娩出后，胎体行外旋转，使胎背转向前方或右前方。

2）胎肩娩出：当胎体行外旋转的同时，胎儿双肩径衔接于骨盆入口右斜径或横径，并沿此径线逐渐下降，当双肩达骨盆底时，前肩向右旋转45°转至耻骨弓下，使双肩径与骨盆出口前后径一致，同时胎体侧屈使后肩及后上肢从会阴前缘娩出，继之前肩及前上肢从耻骨弓下娩出。

3）胎头娩出：当胎肩通过会阴时，胎头矢状缝衔接于骨盆入口左斜径或横径，并沿此径线逐渐下降，同时胎头俯屈。当枕骨达骨盆底时，胎头向母体左前方旋转45°，使枕骨朝向耻骨联合。胎头继续下降，当枕骨下凹到达耻骨弓下时，以此处为支点，胎头继续俯屈，使颈、面及额部相继自会阴前缘娩出，随后枕部自耻骨弓下娩出。

（6）对母儿影响

1）产妇：易发生胎膜早破、继发性宫缩乏力及产程延长，产后出血与产褥感染的机会增多，产伤和手术产率升高，若宫口未开全强行牵拉，容易造成宫颈撕裂、甚至延及子宫下段。

2）胎儿及新生儿：胎膜早破，发生脐带脱垂，可致胎儿窘迫甚至死亡；早产儿及低体重儿增多。后出胎头牵出困难，常发生脊柱损伤、脑幕撕裂、新生儿窒息、臂丛神经损伤、胸锁乳突肌损伤导致的斜颈及颅内出血，导致围生儿的发病率与死亡率均增高。

（7）妊娠期处理：若妊娠 30 周后仍为臀先露应予矫正。常用的矫正方法有：①胸膝卧位：最常用的方法；②激光照射或艾灸至阴穴；③外转胎位术：慎重。

（8）分娩期处理：应根据产妇年龄、胎产次、骨盆类型、胎儿大小、胎儿是否存活、臀先露类型以及有无合并症，于临产初期做出正确判断，决定分娩方式。

1）剖宫产的指征：狭窄骨盆、软产道异常、胎儿体重大于 3500g、胎儿窘迫、胎膜早破、脐带脱垂、妊娠合并症、高龄初产、有难产史、不完全臀先露等，均应行剖宫产术结束分娩。

2）决定经阴道分娩的处理

第一产程：应侧卧，不宜站立走动。少做肛查，不灌肠，勤听胎心。若胎心变慢或变快，应行肛查，必要时行阴道检查，了解有无脐带脱垂。若有脐带脱垂，胎心尚好，宫口未开全，为抢救胎儿，需立即行剖宫产术。若无脐带脱垂，可严密观察胎心及产程进展。若出现协调性宫缩乏力，应设法加强宫缩。当宫口开大 4～5cm 时，胎足即可经宫口脱出至阴道，应"堵"外阴。宫口近开全时，要做好接产和抢救新生儿窒息的准备。

第二产程：接产前，应导尿排空膀胱。初产妇应做会阴后-侧切开术。有3种分娩方式：①自然分娩：胎儿自然娩出，不做任何牵拉。极少见，仅见于经产妇、胎儿小、宫缩强、骨盆腔宽大者；②臀位助产：当胎臀自然娩出至脐部后，胎肩及后出胎头由接产者协助娩出，脐部娩出后，一般应在2～3分钟娩出胎头，最长不能超过8分钟；③臀牵引术：胎儿全部由接产者牵拉娩出，此种手术对胎儿损伤大，一般情况下应禁止使用。

第三产程：胎盘娩出后，应肌内注射缩宫素，防止产后出血。行手术操作及有软产道损伤者，应及时检查并缝合，给予抗生素预防感染。新生儿应详细检查，可肌内注射维生素K，预防颅内出血。

【复习思考题】

1. 什么是持续性枕后位或持续性枕横位？

2. 导致持续性枕后位或持续性枕横位的原因有哪些？

3. 试述持续性枕后位或持续性枕横位的处理原则。

4. 臀先露的临床分类有哪些？

5. 臀先露对母儿的影响有哪些？

6. 臀先露的剖宫产指征有哪些？

内容四 正常产褥

一、病史采集要点

1. 现病史

（1）何时分娩，是平产、阴道助产还是剖宫产。

（2）产后有无畏寒发热，阴道流血量、颜色怎样，有无臭味。

（3）何时开始哺乳，乳汁量如何，有无乳房胀痛、皲裂。

（4）产后大小便是否正常，会阴伤口有无水肿、触痛等。

2. 其他相关病史

（1）既往孕产史。

（2）既往有无心、肺、肝脏及肾脏疾病病史。

二、体查要点

1. 体温、脉搏、呼吸、心率、血压及一般情况。

2. 双乳房是否有硬结、触痛、皲裂，乳汁量如何。

3. 腹部是否平软，检查宫底的高度、质地、是否有压痛；如系剖宫产，腹部伤口有无红肿、硬结、触痛、渗出等。

4. 恶露情况（量和颜色）怎样，有无臭味；如系经阴道分娩，会阴有无伤口，是否有红肿、触痛、硬结及渗出等。

5. 双下肢有无浮肿。

三、辅助检查报告单展示

血常规示细胞总数升高，产褥早期可达（15～30）$\times 10^9$/L，中性粒细胞增多，淋巴细胞减少，于产后 2 周逐渐趋向正常，血红蛋白值稍降低。

四、主要知识内容

从胎盘娩出至产妇全身各器官（除乳房外）恢复的这一阶段称为产褥期。一般规定为 6 周。

1. 产褥期母体的变化

（1）生殖系统的变化

1）子宫

A. 子宫复旧：胎盘娩出后子宫逐渐恢复至未孕时状态的过程叫子宫复旧。胎儿娩出后子宫肌纤维不断缩复，宫体逐渐缩小，于产后 10 天降至盆腔内，但需 5～6 周才恢复到未孕前大小。子宫重量也逐渐减少，分娩结束时重约 1kg，产后 1 周降至 500g，2 周降至 300g，至产后 6 周为 50～60g，较非孕期子宫稍大。

B. 子宫内膜再生：胎盘、胎膜从蜕膜海绵层分离娩出后，遗留的蜕膜因白细胞浸润而分为两层。表层发生变性、坏死、脱落，随恶露自阴道排出；深层即子宫内膜基底层逐渐再生新的功能层，整个子宫的新生内膜缓慢修复，约于产后第 3 周，除胎盘附着部位外，宫腔表面均由新生内膜修复。胎盘附着部位全部修复需至产后 6 周。

C. 子宫血管变化：胎盘娩出后，胎盘附着面立即缩小约手掌大小，压迫开放的螺旋动脉和静脉窦，血管很快栓塞，出血逐渐减少直至停止。若在此期间胎盘附着面因复旧不良出现血栓脱落可引起晚期产后出血。

D. 宫颈及子宫下段变化：胎盘娩出后宫颈和子宫下段松软，宫颈外口成环状，产后 2~3 天宫颈仍可通 2 指，产后 1 周宫颈内口关闭即不能容指，至产后 4 周完全恢复至正常状态。仅宫颈外口因分娩时轻微裂伤呈不同程度的扁圆形。

2）阴道及外阴：①分娩后阴道壁松弛，阴道黏膜因过度伸展而减少甚至消失，约在产后 3 周重新出现黏膜皱襞。②处女膜在分娩时撕裂形成残缺的痕迹称处女膜痕。③会阴部有轻度裂伤或会阴切口缝合后，均能在 3~5 天内愈合。

（2）乳房的变化：乳房最显著的变化就是泌乳。

1）产后第 2 天即可挤出初乳，初乳指产后 7 天内分泌的乳汁，质稠色黄，含有的蛋白质较成熟乳尤其是分泌型 IgA、脂肪及乳糖含量较成熟乳少，极易消化，是新生儿理想的天然食物。

2）产后 7～14 天分泌的乳汁为过渡乳，蛋白质含量逐渐减少，脂肪和乳糖含量逐渐增多。

3）产后 14 天以后分泌的乳汁为成熟乳，呈白色。

4）初乳及成熟乳中均含大量免疫抗体，如SIgA，经新生儿摄入后在胃肠道内不受胃酸及消化酶所破坏，大部分附于胃肠道黏膜，故母乳喂养的新生儿患肠道感染者甚少。

5）母亲服药后多数药物可经母血渗入乳汁中，故哺乳的妇女用药时，应考虑药物对新生儿有无不良影响。

（3）血液循环系统的变化

1）妊娠期血容量增加，于产后 2～3 周恢复正常。但在产后 2～3 天内，因胎盘血循环终止，大量血液涌入体循环，加之组织间液回吸收，使血容量增加 15%～25%。因此，妊娠合并心脏病患者在产后第 3 天易发生心力衰竭。

2）产褥早期血液仍处于高凝状态，有利于胎盘剥离面血栓形成，减少产后出血量。凝血因子 I、凝血酶、凝血因子 II 于产后 2～4 周内降至正常。

3）产后数日内白细胞总数仍高，中性粒细胞增多，淋巴细胞减少，于产后 2 周逐渐趋向正常。红细胞计数及血红蛋白值逐渐增多，红细胞沉降率于产后 3~4 周降至正常。

（4）泌尿系统的变化

1）因孕期体内有大量水分蓄积，故产后最初几天尿量增多。

2）在分娩过程中，膀胱受压使黏膜水肿、充血、肌张力降低，容易引起尿潴留。

3）妊娠后期发生的肾盂、输尿管扩张，需 2~8 周恢复正常。

（5）消化系统的变化：胃肠张力及蠕动力减弱，约需 2 周恢复。产后最初几日常感口渴，喜食流食或半流食，食欲不佳，以后逐渐好转。另外，产褥期长期卧床，缺少运动，腹肌及盆底肌松弛，肠蠕动减弱容易发生便秘。

（6）内分泌系统的变化

1）腺垂体、甲状腺和肾上腺皮质于妊娠期发生的一系列变化，于产褥期逐渐恢复正常。

2）分娩后，雌激素、孕激素及胎盘生乳素水平急剧下降，至产后 1 周已降至未孕时水平。如产妇不给婴儿哺乳，通常 6~10 周月经复潮，平均在产后 10 周左右恢复排卵。如哺乳则月经复潮延迟，甚至在哺乳期间月经不复潮。

3）产后较晚恢复月经者，首次月经来潮前多有排卵，故哺乳产妇未见月经来潮却有受孕的可能，所以不能以哺乳作为避孕的方法。

（7）腹壁的变化：初产妇腹壁紫红色的妊娠纹变成银白色妊娠纹。

2. 产褥期的处理及保健

（1）产褥期的处理

1）产后2小时的处理：产后2小时极易发生各种严重的并发症，应在产房内严密观察。①协助产妇首次哺乳；②应测量血压、脉搏，注意子宫收缩是否良好，观察阴道流血量；③若发现子宫收缩乏力，应进行子宫按摩并注射子宫收缩药物（缩宫素）；④若阴道流血量不多，但子宫收缩不良，宫底上升者，提示宫腔内有积血，应挤压宫底排出积血，并给予宫缩剂。若产后2小时一切正常，将产妇送回病房，仍需勤巡视。

2）饮食：如无全身麻醉，产后1小时进流食或清淡半流食，以后进正常饮食。食物应富有营养，含足够热量和水分。若哺乳，应多进蛋白质及多吃汤汁食物，适当补充维生素和铁剂。

3）观察子宫复旧及恶露：①每日于同一时间手测宫底高度，以了解子宫复旧过程；②在产褥期有的产妇发生阵发性子宫收缩痛，疼痛时子宫呈强直性收缩称产后宫缩痛；哺乳时使疼痛加重，如产后宫缩痛较重者可口服止痛药；③产后随子宫蜕膜的脱落，含有血液、坏死蜕膜等组织，经阴道排出称恶露；每日应观察恶露的量、颜色及气味；正常恶露有血腥味，但无臭味，持续约 4～6 周，血性恶露持续约 3～4 日，逐渐转为紫液性恶露，持续约 10 天左右后变为白色恶露，约 3 周干净。若子宫复旧不全或产后胎盘、胎膜残留合并感染时，恶露量增多，血性恶露持续时间长并有臭味。

4）产后尿潴留：产后产妇应尽早解小便，若排尿困难应坐起排尿；用温开水冲洗尿道外口周围诱导排尿；下腹正中放置热水袋刺激膀胱收缩，也可针刺关元、三阴交等穴位或肌内注射新斯的明 1mg，兴奋膀胱逼尿肌促其排尿。必要时导尿、留置尿管 1～2 天，并给予抗生素预防感染。

5）会阴的处理：用消毒液擦洗外阴 2～3 次/天。会阴部有切口缝线者应每日 2 次检查切口周围有无红肿、硬结及分泌物。产后 3～5 日拆线。若切口有感染应提前拆线引流或行扩创处理并定时换药。若会阴部有水肿者，可用 50%硫酸镁湿热敷，产后 24 小时可用红外线照射外阴。

6）便秘：产后常发生便秘，应多吃蔬菜、水果及早日下床活动。若发生便秘，可口服缓泻剂、肛塞开塞露或肥皂水灌肠。

7）乳房的护理：主张母乳喂养，指导产妇哺乳。①哺乳于产后 30 分钟内开始，通过新生儿的吸吮动作刺激泌乳，应提倡按需哺乳；②生后 2～7 天是母体泌乳的过程，哺乳次数应频繁些；让新生儿吸空一侧后再吸另一侧乳房；③每次哺乳前应先洗手，用温开水擦洗乳房及乳头，母亲及新生儿均需取舒适的体位，指导婴儿正确含接；④每次哺乳结束后，将新生儿抱起轻拍其背部，协助排出胃内空气以防吐奶；⑤哺乳期以 10 个月至 1 年为宜，乳汁不足时，及时补充按比例稀释的牛奶。

（2）产褥期保健

1）早期活动及做产后健身操：①经阴道自然分娩的产妇，于产后 6～12 小时应鼓励其起床稍事活动，包括在床边稍坐片刻、绕床行走等；②第 2 日可在室内随意走动，按时做产后健身操，促进排便及排尿，避免或减少静脉栓塞的发生；③行会阴切开或剖宫产的产妇，可适当推迟活动时间，待拆线后伤口不感疼痛时也应做产后健身操；④产后健身操包括能增强腹肌张力的抬腿、仰卧起坐动作和能锻炼骨盆底肌及筋膜的缩肛运动，产后 2 周开始做胸膝卧位，以预防和纠正子宫后倾。

2）产后访视：产妇出院后第 3 日、产后 14 日、产后 28 日，应分别上门进行访视。了解产妇健康状况，包括饮食情况、大小便、恶露及哺乳情况，检查两侧乳房、会阴伤口、剖宫产腹部伤口等，如有异常应给予及时指导。并了解新生儿健康情况，包括母乳喂养情况、护理情况及有无病理情况发生。

3）产后健康检查：产后 42 日应去医院做健康检查，内容包括测血压、检验血尿常规，并做妇科检查了解盆腔内生殖器是否已恢复至非孕状态，同时带婴儿来医院做一次全面检查。

4）计划生育指导：产褥期禁止性交，产后 42 日起应采取避孕措施，原则上以工具避孕为主，不哺乳者可选用药物避孕。正常产后 3 个月、剖宫产术后 6 个月可到医院上宫内节育器。

【复习思考题】

1. 何谓产褥期？

2. 何谓初乳？它有什么特点？

3. 产褥期血液及循环系统有什么变化？

4. 产后 2 小时应注意观察产妇哪些情况？

5. 恶露分几种？各持续多久？

6. 会阴伤口多久可以拆线？

7. 产后如何进行计划生育指导？

内容五　产褥感染

一、病史采集要点

1. 现病史

（1）发病情况：产时或手术时是否顺利，产后多久起病。

（2）主要症状：有无寒战、高热，发热情况及持续时间，恶露是否呈脓性且带臭味，会阴及腹部伤口有无红肿、疼痛、分泌物流出及脓肿形成，有无腹痛、腹胀、腹泻及里急后重等，下肢有无持续性疼痛。

（3）诊疗情况：在何处就诊过，做过何种检查，用何种药物及疗效如何。

（4）一般情况：精神、饮食、大小便如何，体重有何变化。

2. 其他相关病史

（1）有无孕期贫血、营养不良、胎膜早破、产程延长、产时产后出血过多、孕晚期性生活、外阴阴道炎等病史。

（2）有无药物过敏史。

（3）既往有无心、肺、肝、肾疾病史。

二、**体查要点**

（1）体温、脉搏、呼吸、血压、体位、神志。

（2）胸部：视、触、叩、听。

（3）心脏：心尖搏动的位置，心界大小，心率、节律、心音、杂音。

（4）腹部：腹部伤口情况，有无红肿、疼痛、分泌物流出及脓肿形成，腹肌是否紧张、有无压痛、反跳痛。

（5）双下肢是否水肿变白，有无局部静脉压痛或硬索状感。

（6）外阴阴道是否充血，伤口有无红肿、疼痛、分泌物流出及脓肿形成；宫颈是否充血、有举痛或摇摆痛，是否有脓性分泌物流出；有无宫体压痛、双附件增厚、压痛，有无包块形成。

三、辅助检查报告单展示

1. 分泌物常规检查及培养　常规检查、镜下可见大量白细胞及脓细胞，分泌物培养可发现致病菌，及对相关抗生素敏感性。

2. B超　宫壁回声增粗，宫腔内有不规则液性暗区，盆腔有游离液性暗区或不规则液性暗区，一侧或双侧附件区有形状不规则低回声包块或液性暗区。

四、主要知识内容

1. 概述

（1）产褥感染：系指分娩及产褥期生殖道受病原体感染，引起局部或全身的炎症变化，是产妇死亡的四大原因之一。

（2）产褥病率：与产褥感染的含义不同，它指分娩24小时以后的10日内，用口表每日测量体温4次，有2次>38℃。虽然造成产褥病率的原因以产褥感染为主，但也包括生殖道以外的乳腺炎、上呼吸道感染、泌尿系统感染等。

2. 诱因

（1）分娩降低或破坏了女性生殖道的防御功能和自净作用，增加了病原体侵入生殖道的机会。

（2）产妇体质虚弱、营养不良、孕期贫血、妊娠晚期性生活、胎膜早破、羊膜腔感染、慢性疾病、产科手术操作、产程延长、产前产后出血过多等，机体抵抗力下降，均可成为产褥感染的诱因。

3. 病原体种类

（1）有需氧性链球菌、厌氧性链球菌、大肠杆菌属、葡萄球菌、厌氧类杆菌、淋病奈瑟菌、支原体和衣原体等。

（2）感染来源有二，即内源性感染和外源性感染。

4. 病理及临床表现

（1）急性外阴、阴道、宫颈炎：表现为局部灼热、疼痛、下坠。局部伤口红肿、发硬、伤口裂开，脓液流出。阴道黏膜充血、溃疡、脓性分泌物增多。宫颈充血。

（2）急性子宫内膜炎、子宫肌炎：病原体经胎盘剥离面侵入，扩散到子宫蜕膜层称子宫内膜炎，侵及子宫肌层称子宫肌炎。两者常伴发。表现为发热、恶露增多有臭味、下腹疼痛及压痛、白细胞增高。

（3）急性盆腔结缔组织炎、急性输卵管炎：病原体沿宫旁淋巴和血行达宫旁组织，出现急性炎性反应而形成炎性包块，同时波及输卵管系膜、管壁。产妇表现为寒战、高热、下腹痛，严重者侵及整个盆腔形成"冰冻骨盆"。淋病奈瑟菌沿生殖道黏膜上行感染，达输卵管与盆腹腔，形成脓肿后，高热不退。

（4）急性盆腔腹膜炎及弥漫性腹膜炎

1）炎症继续发展所致。

2）出现全身中毒症状，如高热、恶心、呕吐、腹胀，检查时下腹部有明显压痛、反跳痛。

3）可引起肠粘连，或形成直肠子宫陷凹局限性脓肿，并波及肠管与膀胱。

4）急性期治疗不彻底可发展成慢性盆腔炎而导致不孕。

（5）血栓静脉炎

1）盆腔内栓塞静脉炎：①常侵及子宫静脉、卵巢静脉、髂内静脉、髂总静脉及阴道静脉；②厌氧性细菌为常见病原体；③病变单侧居多；④产后1～2周多见；⑤表现为寒战、高热并反复发作，持续数周。

2）下肢血栓静脉炎：①病变多在股静脉、腘静脉及大隐静脉，表现弛张热；②下肢持续性疼痛，局部静脉压痛或触及硬索状，下肢水肿，皮肤发白，习称"股白肿"（病变轻时无明显阳性体征）；③彩色超声多普勒检查可协助诊断；④下肢血栓静脉炎多继发于盆腔静脉炎。

（6）脓毒血症及败血症：感染血栓脱落进入血循环可引起脓毒血症，若细菌大量进入血循环并繁殖形成败血症，表现为持续高热、寒战、全身明显中毒症状，可危及生命。

5. 诊断

（1）详细询问病史，全身及局部体检，进行血、尿常规及其他辅助化验检查，检测血清急性期反应物质中的 C 反应蛋白，有助于早期诊断感染。

（2）确定病原体：病原体的鉴定对产褥感染诊断与治疗非常重要。方法有病原体的培养、分泌物涂片检查、病原体抗原和特异抗体检测。

（3）确定病变部位：通过全身检查，双合诊或三合诊，辅助检查如 B 型超声、彩色超声多普勒、CT、磁共振等检测手段，能够对感染形成的炎性包块、脓肿及静脉血栓作出定位和定性诊断。

6. 鉴别诊断　排除引起产褥病率的其他疾病，如急性乳腺炎、上呼吸道感染、泌尿系统感染等。

7. 治疗

（1）支持疗法：加强营养，增强全身抵抗力，纠正水、电解质失衡；病情严重或贫血者，多次少量输血或血浆。

（2）局部处理：清除宫腔残留物，脓肿切开引流，半卧位以利于引流。

（3）抗生素的应用：应按药敏试验选用广谱高效抗生素，注意需氧菌、厌氧菌及耐药菌株问题。中毒症状严重者，短期选用肾上腺皮质激素，提高机体应激能力。

（4）治疗血栓静脉炎：在应用大量抗生素的同时，可加用肝素，即 50mg 肝素加于 5%葡萄糖液中静脉滴注，每 6 小时 1 次，体温下降后改为每日 2 次，连用 4～7 日，并口服双香豆素等；也可用活血化瘀中药及溶栓类药物治疗。

8. 预防

（1）加强孕期卫生宣传。

（2）临产前 2 个月避免性生活及盆浴，加强营养，增强体质。

（3）及时治疗外阴阴道炎及宫颈炎等慢性疾病和并发症，避免胎膜早破、滞产、产道损伤与产后出血。

（4）消毒产妇用物，接产严格无菌操作，正确掌握手术指征，保持外阴清洁。必要时给以抗生素预防感染。

【复习思考题】

1. 分别说出产褥感染及产褥病率的定义。

2. 说出产褥感染的诱因及常见病原体。

3. 产褥感染的途径有几种？

4. 简述产褥感染的临床表现分别有哪些？

5. 说出产褥感染的诊断步骤。

6. 简述产褥感染的治疗原则。

见习八　妇科疾病讨论（一）

【目的要求】

1. 掌握妇科炎性疾病：子宫内膜异位症及子宫腺肌症的临床表现、诊断、治疗原则。

2. 掌握宫内节育器的避孕原理、放置时间、副反应、并发症及其防治。掌握药物避孕的原理，人工流产的近、远期并发症。

【预习内容】

妇科炎性疾病：阴道炎、宫颈炎、盆腔炎；子宫内膜异位症及子宫腺肌症；计划生育。

【学时数】

2 学时。

【见习内容】

内容一　外阴阴道炎

一、病史采集要点

1. 现病史

（1）发病情况：缓慢或急骤起病。

（2）发病的原因或诱因：是否有不洁性生活或接触公共浴池、浴盆、浴巾、游泳池，坐便器等。

（3）主要症状：外阴瘙痒的严重程度、阴道分泌物的性状及量。

（4）诊疗情况：在何处就诊过，做过何种检查，用何种药物及疗效如何。

（5）一般情况：精神、体力、饮食、大小便如何，体重有何变化。

2. 其他相关病史 既往有无糖尿病，是否大量应用免疫抑制剂及广谱抗生素，有无肝肾疾病及胃病史。

有无药物过敏史。

个人史：月经是否规律，是否绝经，是否经常穿紧身化纤内裤，是否有多个性伴侣及性卫生习惯不良。

二、体查要点

1. 体温、脉搏、呼吸、血压、体位。

2. 外阴是否充血，有无抓痕、糜烂、溃疡等；阴道是否充血，分泌物的性状及量如何。

三、辅助检查报告单展示

1. 白带常规 如镜下见到滴虫，可诊断为滴虫性阴道炎。如分泌物中找到白假丝酵母菌，可确诊为外阴阴道假丝酵母菌病。如阴道分泌物匀质、稀薄，pH>4.5，胺臭味试验阳性或高倍镜下找到线索细胞，可确诊为细菌性阴道病。

2. 阴道分泌物培养 根据结果可确诊滴虫性

阴道炎及外阴阴道假丝酵母菌病。

四、主要知识内容

1. 滴虫阴道炎

（1）病因：由阴道毛滴虫引起。在 pH 为 5.0 以下或 7.5 以上的环境中则不生长。

（2）传染途径

1）经性交直接传播。

2）经公共浴池、浴盆、浴巾、游泳池、坐式便器、衣物等间接传播。

3）医源性传播：通过污染的器械及敷料传播。

（3）临床表现

1）潜伏期为 4～28 日。

2）主要症状：①白带异常：稀薄的泡沫状白带增多及外阴瘙痒，若有其他细菌混合感染则分泌物呈脓性，可有臭味；②瘙痒：部位主要为阴道口及外阴，间或有灼热、疼痛、性交痛等；③不孕：阴道毛滴虫能吞噬精子，并能阻碍乳酸生成，影响精子在阴道内存活，可致不孕；④尿道感染：若尿道口有感染，可有尿频、尿痛，有时可见血尿。

3）体征：阴道黏膜充血，严重者有散在出血斑点，后穹隆有多量白带，呈灰黄色、黄白色稀薄液体或黄绿色脓性分泌物，常呈泡沫状。带虫者阴道黏膜常无异常改变。

（4）辅助检查

1）白带常规：如显微镜下见到滴虫，可诊断为滴虫性阴道炎。

2）如阴道分泌物培养有滴虫生长，可确诊滴虫性阴道炎。

（5）诊断

1）诊断依据：①有不洁性生活或接触公共浴池、浴盆、浴巾、游泳池、坐便器等病史；②有白带增多及外阴瘙痒；③检查见阴道黏膜充血，严重者有散在出血斑点，后穹隆有多量白带，呈灰黄色、黄白色稀薄液体或黄绿色脓性分泌物，常呈泡沫状；④阴道分泌物中找到滴虫。

2）完整诊断：滴虫性阴道炎，同时是否伴有其他细菌感染。

（6）治疗

1）全身用药：甲硝唑 400mg，每日 2～3 次，7 日为 1 个疗程；对初患者单次口服甲硝唑 2g，可收到同样效果。服药后偶见胃肠道反应，根据情况可停药。甲硝唑能通过乳汁排泄，若在哺乳期用药，用药期间及用药后 24 小时之内不哺乳为妥。

2）局部用药：可以单独局部给药，也可全身及局部联合用药，以联合用药效果佳。甲硝唑片 200mg 每晚塞入阴道 1 次，10 次为 1 个疗程。局部用药前，可先用 1%乳酸液或 0.1%~0.5%醋酸液冲洗阴道，改善阴道内环境，以提高疗效。

3）治愈标准：滴虫阴道炎常于月经后复发，故治疗后检查滴虫阴性时，仍应每次月经后复查白带，若经 3 次检查均阴性，方可称为治愈。

4）注意事项：性伴侣应同时治疗。治疗后检查滴虫阴性时，仍应于下次月经后继续治疗 1 个疗程，以巩固疗效。为避免重复感染，内裤及洗涤用的毛巾，应煮沸 5~10 分钟以消灭病原体。

2. 外阴阴道假丝酵母菌病

（1）病因及诱因

1）病因：80%~90%病原体为白假丝酵母菌，10%~20%为光滑假丝酵母菌、近平滑假丝酵母菌、热带假丝酵母菌等。有假丝酵母菌感染的阴道 pH 多在 4.0~4.7，通常<4.5。白假丝酵母菌为条件致病菌。

2）诱因：常见发病诱因有妊娠、糖尿病、大量应用免疫抑制剂及广谱抗生素。此外，胃肠道假丝酵母菌、应用避孕药、穿紧身化纤内裤及肥胖等，可使假丝酵母菌易于繁殖而引起感染。

（2）传染途径：主要为内源性传染，少部分可通过性交直接传染，另有少部分通过接触感染的衣物间接传染。

（3）临床表现

1）症状：外阴瘙痒、灼痛，严重时坐卧不宁，异常痛苦，可伴有尿频、尿痛及性交痛；阴道分泌物增多，为白色稠厚呈凝乳样。

2）体征：外阴可见红斑、水肿，常伴有抓痕。阴道黏膜可见水肿、红斑，小阴唇内侧及阴道黏膜上附有白色块状物，擦除后露出红肿黏膜面，急性期还可能见到糜烂及浅表溃疡。

（4）辅助检查：分泌物常规镜检或培养中找到白假丝酵母菌，可确诊。

（5）分类：根据其流行情况、临床表现、微生物学、宿主情况，治疗效果分为单纯性外阴阴道假丝酵母菌病和复杂性外阴阴道假丝酵母菌病（表 8-1）。

表 8-1 单纯性外阴阴道假丝酵母菌病和复杂性外阴阴道假丝酵母菌病的鉴别

	单纯性	复杂性
发生频率	散发或非经常发作	复发性或经常发作
临床表现	轻到中度	重度
真菌种类	白假丝酵母菌	非白假丝酵母菌
宿主情况	免疫功能正常	免疫力低下、应用免疫抑制剂、糖尿病、妊娠
治疗效果	好	欠佳

（6）诊断

1）诊断依据：①有不洁性生活或接触公共浴池、浴盆、浴巾，游泳池、坐便器等病史；②有白带增多及外阴瘙痒；③检查见外阴红斑、水肿、有抓痕，阴道黏膜水肿、红斑，小阴唇内侧及阴道黏膜上附有白色块状物，擦除后露出红肿黏膜面，甚至有糜烂及浅表溃疡；④阴道分泌物中找到白假丝酵母菌，即可确诊。

2）完整诊断：外阴阴道假丝酵母菌病，是否伴有其他细菌感染。

（7）治疗

1）消除诱因：若有糖尿病应给予积极治疗，及时停用广谱抗生素、雌激素及皮质类固醇激素。勤换内裤，用过的内裤、盆及毛巾均应用开水烫洗。

2）局部用药：可选用下列药物放于阴道内：①咪康唑栓剂，每晚 1 粒（200mg），连用 7 日；或每晚 1 粒（400mg），连用 3 日。②克霉唑栓剂，每晚 1 粒（150mg），塞入阴道深部，连用 7 日，或每日早、晚各 1 粒（150mg），连用 3 日；或 1 粒（500mg），单次用药。③制霉菌素栓剂，每晚 1 粒（10 万 U），连用 10～14 日。

3）全身用药：对不能耐受局部用药者、未婚妇女及不愿采用局部用药者，可选用口服药物。常用药物：氟康唑 150mg，顿服。也可选用：伊曲康唑每次 200mg，每日 1 次，连用 3～5 日；或采用 1 日疗法，每日口服 400mg，分 2 次服用。

对于单纯性者，全身用药与局部用药的疗效相似，治愈率 80%～90%；对于复杂性者，无论局部用药还是口服药物，均应延长治疗时间。

4）复发者治疗：若患者经治疗临床症状及体征消失，真菌学检查阴性后又出现真菌学证实的症状称为复发，若 1 年内发作 4 次或 4 次以上，称复发性外阴阴道假丝酵母菌病。

抗真菌治疗分为初始治疗及维持治疗。初始治疗若为局部治疗，延长治疗时间至 7～14 日；若口服氟康唑 150mg，则 72 小时后加服 1 次。常用的维持治疗：氟康唑 150mg，每周 1 次，共 6 个月；或克霉唑栓剂 500mg，每周 1 次，连用 6 个月；伊曲康唑 400mg，每月 1 次，连用 6 个月。

在治疗前应做真菌培养确诊，治疗期间定期复查监测疗效及药物副作用。一旦发现副作用，立即停药。

5）性伴侣治疗：对有症状男性应进行假丝酵母菌检查及治疗，预防女性重复感染。无症状者无需治疗。

6）妊娠合并外阴阴道假丝酵母菌病的治疗：

局部治疗为主，禁用口服唑类药物。可选用克霉唑栓剂、硝酸咪康唑栓剂，制霉菌素栓剂，以 7 日疗法效果好。

3. 细菌性阴道病

（1）病因：阴道内乳杆菌减少而其他细菌大量繁殖，主要有加德纳菌、动弯杆菌、普雷沃菌、紫单胞菌、类杆菌、消化链球菌等厌氧菌以及人型支原体，其中以厌氧菌居多，厌氧菌数量可增加 100～1000 倍。原因可能与频繁性交、多个性伴侣或阴道灌洗使阴道碱化有关。

（2）临床表现

1）症状：10%～40%患者无临床症状，有症状者主要表现为阴道分泌物增多，有鱼腥臭味，尤其性交后加重，可伴有轻度外阴瘙痒或烧灼感。

2）体征：阴道黏膜无充血的炎症表现，分泌物特点为灰白色，均匀一致，稀薄，常黏附于阴道壁，但黏度很低，容易将分泌物从阴道壁拭去。

（3）辅助检查

1）阴道分泌物匀质、稀薄，pH＞4.5。

2）阴道分泌物胺臭味试验阳性。

3）阴道分泌物中找到线索细胞。

（4）诊断：下列 4 项中有 3 项阳性，即可临床诊断为细菌性阴道病。

1）匀质、稀薄、白色阴道分泌物，常黏附于阴道壁。

2）阴道 pH>4.5（pH 通常为 4.7～5.7，多为 5.0～5.5）。

3）胺臭味试验阳性：取阴道分泌物少许放在玻片上，加入 10%氢氧化钾 1～2 滴，产生一种烂鱼肉样腥臭气味。

4）线索细胞阳性：取少许分泌物放在玻片上，加 1 滴生理盐水混合,高倍显微镜下找到线索细胞。

（5）治疗：治疗原则为选用抗厌氧菌药物，主要有甲硝唑、克林霉素。

1）口服药物：首选甲硝唑 400mg，每日 2～3 次，口服，共 7 日；或甲硝唑 2g，单次口服；或克林霉素 300mg，每日 2 次，连服 7 日。甲硝唑单次口服不如连用 7 日效果好。

2）局部药物治疗：2%克林霉素软膏阴道涂抹，每次 5g，每晚 1 次，连用 7 日；或甲硝唑阴道泡腾片 200mg，每晚 1 次，连用 7～10 日。口服药物与局部用药疗效相似，治愈率 80%左右。

3）性伴侣的治疗：性伴侣不需常规治疗。

4）妊娠期细菌性阴道病的治疗：由于本病与不良妊娠结局，如羊膜绒毛膜炎、胎膜早破、早产有关，任何有症状的细菌性阴道病孕妇及无症状的高危孕妇（有胎膜早破、早产史）均需治疗。由于本病在妊娠期有合并上生殖道感染的可能，多选择口服用药，甲硝唑 200mg，每日 3～4 次，连服 7 日；或克林霉素 300mg，每日 2 次，连服 7 日。

4. 老年性阴道炎

（1）病因：自然绝经及卵巢去势后妇女，因卵巢功能衰退，雌激素水平降低，阴道壁萎缩，黏膜变薄，上皮细胞内糖原减少，阴道内 pH 增高，局部抵抗力降低，致病菌容易入侵而发病。

（2）临床表现

1）症状：阴道分泌物增多及外阴瘙痒、灼热感。阴道分泌物稀薄、呈淡黄色，感染严重者呈脓血性白带，有时可伴有性交痛。

2）体征：阴道呈老年性改变，上皮皱襞消失、萎缩，菲薄。阴道黏膜充血，有散在小出血点或点状出血斑，有时见浅表溃疡。溃疡面可与对侧粘连，严重时造成狭窄甚至闭锁，炎症分泌物引流不畅形成阴道积脓或宫腔积脓。

（3）辅助检查：阴道分泌物检查见较多白细胞，有的可同时合并滴虫感染。

（4）诊断依据：①有自然绝经及卵巢去势病史。②白带增多及外阴瘙痒、灼热感。③检查见阴道呈老年性改变，上皮皱襞消失、萎缩、菲薄。阴道黏膜充血，有散在小出血点或点状出血斑，有时见浅表溃疡。溃疡面可与对侧粘连，严重时造成狭窄甚至闭锁，炎症分泌物引流不畅形成阴道积脓或宫腔积脓。④阴道分泌物检查见较多白细胞，有的可同时合并滴虫感染。

（5）鉴别诊断：应与子宫恶性肿瘤相鉴别；对阴道壁肉芽组织及溃疡，需与阴道癌相鉴别。

（6）治疗：原则为抑制细菌生长，增加阴道抵抗力。

1）抑制细菌生长：用 1%乳酸或 0.5%醋酸液冲洗阴道，每日 1 次，增加阴道酸度，抑制细胞生长繁殖。阴道冲洗后，应用抗生素如甲硝唑 200mg或诺氟沙星 100mg，放于阴道深部，每日 1 次，7～10 日为 1 个疗程。

2）增加阴道抵抗力：针对病因给予雌激素制剂，可局部给药，也可全身给药。己烯雌酚 0.125～0.25mg，每晚放入阴道深部，7 日为 1 个疗程；或用 0.5%己烯雌酚软膏；或妊马雌酮软膏局部涂抹，每日 2 次。全身用药可口服尼尔雌醇，首次 4mg，以后每 2～4 周 1 次，每次 2mg，维持 2～3 个月。对同时需要性激素替代治疗的患者，可给予妊马雌酮 0.625mg 和甲羟孕酮 2mg，也可选用其他雌激素制剂。

【复习思考题】

1. 说出滴虫性阴道炎、外阴阴道假丝酵母菌病、细菌性阴道病的主要鉴别要点。

2. 说出滴虫性阴道炎的治愈标准。

3. 什么叫复发性外阴阴道假丝酵母菌病？应如何治疗？

4. 如何诊断细菌性阴道病？

5. 简述老年性阴道炎的治疗原则。

内容二 子宫颈炎症

一、病史采集要点

1. 现病史

（1）发病情况：缓慢或急骤起病。

（2）发病的原因或诱因：是否有不洁性生活，是否有流产、上环等宫腔手术及分娩时宫颈损伤史。

（3）主要症状：有无外阴瘙痒、灼热感，有无脓性阴道分泌物，是否有阴道流血或性交后出血。

（4）伴随症状：有无尿频、尿急、尿痛等。

（5）诊疗情况：在何处就诊过，做过何种检查，用何种药物及疗效如何。

（6）一般情况：精神、体力、饮食、大小便如何，体重有何变化。

2. 其他相关病史

（1）既往有无阴道炎病史，有无肝肾疾病、泌尿系统感染病史。

（2）有无药物过敏史。

（3）个人史：月经是否规律，是否绝经，是否有多个性伴侣及性卫生习惯不良。

3. 体查要点

（1）体温、脉搏、呼吸、血压、体位。

（2）外阴阴道是否充血、阴道分泌物的性状及量如何。

（3）宫颈是否充血，有无肥大、糜烂、溃疡及赘生物，宫口有无脓性分泌物流出，宫颈有无接触性出血。

4. 辅助检查报告单展示

（1）宫颈管分泌物涂片：宫颈管分泌物涂片革兰染色，如光镜下每高倍视野有 30 个或每油镜视野下有 10 个以上的中性多核白细胞，可诊断为黏液脓性宫颈炎（MPC）。对 MPC 者应做淋病奈瑟菌及沙眼衣原体的检测，以明确病原体。如在多个多形核白细胞内找到典型肾形革兰阴性双球菌，可诊断淋病奈瑟菌性宫颈炎。

（2）宫颈管分泌物培养：根据培养结果，可明确宫颈炎的病原体。

（3）聚合酶链反应（PCR）技术可检测淋病奈瑟菌 DNA 片断及沙眼衣原体的 DNA。

（4）酶联免疫吸附试验可检测沙眼衣原体抗原。

（5）宫颈刮片细胞学检查可见较多底层细胞，核稍大，细胞形态无变化。

（6）阴道检查可见宫颈糜烂、纳氏囊肿、醋酸白色上皮、树枝状血管、腺管开口、柱状上皮葡萄状结构等表现。

二、主要知识内容

1. 急性宫颈炎

（1）病因：有不洁性生活，有流产、上环等宫腔手术或分娩时宫颈损伤，病原体侵入引起感染。

（2）临床表现

1）症状：部分患者无症状。有症状者主要表现为阴道分泌物增多，呈黏液脓性，外阴瘙痒及灼热感，也可出现经间期出血、性交后出血等，常伴有尿急、尿频、尿痛。

2）体征：宫颈充血、水肿、黏膜外翻，有脓性分泌物从宫颈管流出，宫颈触痛、质脆，触之易出血。若为淋病奈瑟菌感染，可见尿道口、阴道口黏膜充血、水肿以及多量脓性分泌物。

（3）辅助检查

1）宫颈管分泌物涂片：宫颈管分泌物涂片革

兰染色，如光镜下每高倍视野有 30 个或每油镜视野下有 10 个以上的中性多核白细胞，可诊断为黏液脓性宫颈炎。对 MPC 者应做淋病奈瑟菌及沙眼衣原体的检测，以明确病原体。如在多个多形核白细胞内找到典型肾形革兰阴性双球菌，可诊断淋病奈瑟菌性宫颈炎。

2）宫颈管分泌物培养：根据培养结果，可明确宫颈炎的病原体。

3）聚合酶链反应（PCR）技术：可检测淋病奈瑟菌 DNA 片断及沙眼衣原体的 DNA。

4）酶联免疫吸附试验可检测沙眼衣原体抗原。

（4）诊断

1）两个特征性体征，具备一个或两个同时具备：

A. 用于子宫颈管或子宫颈管棉拭子标本上，肉眼见到脓性或黏液脓性分泌物。

B. 用棉拭子擦拭子宫颈管时，容易诱发子宫颈管内出血。

2）白细胞检测

A. 子宫颈管脓性分泌物涂片做革兰氏染色，中性粒细胞＞30/高倍视野。

B. 阴道分泌物湿片检查白细胞＞10/高倍视野。

3）病原体检测：衣原体、淋病奈瑟菌、支原体等。出现两个特征性体征之一、显微镜检查子宫颈或者阴道分泌物白细胞增多，可做出子宫颈炎症的初步诊断。子宫颈炎症诊断后，需要进一步做衣原体及淋病奈瑟菌的检测。

（5）治疗：抗生素药物治疗为主。

1）经验性抗生素治疗：对有高危因素者。

2）针对病原体的抗生素治疗

A. 单纯急性淋病奈瑟菌性宫颈炎：主张大剂量、单次给药，常用的药物有第三代头孢菌素，如头孢曲松钠 250mg，单次肌内注射；或头孢克肟 400mg，单次口服；也可选择头孢唑肟 500mg，肌内注射；头孢西丁 2g，肌内注射，加用丙磺舒 1g 口服；头孢噻肟钠 500mg 肌内注射；另可选择氨基糖苷类的大观霉素 4g，单次肌内注射。

B. 治疗衣原体药物有：①四环素类，如多西环素 100mg，每日 2 次，连服 7 日；②红霉素类，如阿奇霉素 1g 单次顿服，或红霉素 500mg，每日 4 次，连服 7 日；③喹诺酮类，如氧氟沙星 300mg，每日 2 次，连服 7 日；莫西沙星 500mg，每日 1 次，连服 7 日。

3）由于淋病奈瑟菌感染常伴有衣原体感染，因此，若为淋菌性宫颈炎，治疗时除选用抗淋病奈瑟菌的药物外，同时应用抗衣原体感染药物。

2. 慢性宫颈炎

（1）病因：慢性宫颈炎多由急性宫颈炎转变而来，也有的无急性宫颈炎症状。慢性宫颈炎的病原体主要为葡萄球菌、链球菌、大肠杆菌及厌氧菌。目前，沙眼衣原体及淋病奈瑟菌感染引起的慢性宫颈炎亦日益增多。此外，单纯疱疹病毒也可能与慢性宫颈炎有关。

（2）病理类型

1）慢性子宫颈管黏膜炎：子宫颈管黏液及脓性分泌物，反复发作。

2）子宫颈息肉：子宫颈管腺体和间质的局限增生，并向子宫颈外口突出形成息肉。

3）子宫颈肥大：慢性炎症的长期刺激导致腺体及间质增生。

（3）临床表现

1）症状：①阴道分泌物异常：分泌物增多，呈乳白色，有时呈淡黄色脓性，伴有息肉形成时易有血性白带或性交后出血；②疼痛：当炎症沿宫骶韧带扩散到盆腔时，可有腰骶部疼痛、下腹坠痛等；③不孕：宫颈黏稠脓性分泌物不利于精子穿过，可造成不孕。

2）体征：检查见宫颈有不同程度的糜烂、肥大、充血、水肿，有时见息肉及宫颈腺囊肿。

（4）辅助检查

1）宫颈刮片细胞学检查：采用巴氏染色，结果分五级，Ⅱ级炎症可见较多底层细胞，核稍大，细胞形态无变化。

2）阴道检查：宫颈表面可呈光滑状或糜烂状、纳氏囊肿、醋酸白色上皮、树枝状血管、腺管开口、柱状上皮葡萄状结构等表现。

（5）诊断依据：症状+体征+宫颈刮片细胞学检查及阴道检查。

（6）鉴别诊断：要与宫颈上皮内瘤样病变或早期宫颈癌相鉴别，须常规做宫颈刮片、阴道镜检查，必要时行宫颈活体组织检查以明确诊断。

（7）治疗：以局部治疗为主，可采用物理治疗、药物治疗及手术治疗，而以物理治疗最常用。

1）物理治疗：原理是以各种物理方法将宫颈糜烂面单层柱状上皮破坏，使其坏死脱落后，为新生的复层鳞状上皮覆盖，创面愈合需 3～4 周，病变较深者需 6～8 周。常用的方法有激光治疗、冷冻治疗、红外线凝结疗法及微波疗法等。

2）物理治疗注意事项：①治疗前，应常规做宫颈刮片行细胞学检查；②治疗时间应选在月经干净后 3～7 日内进行；③有急性生殖器炎症者列为禁忌；④术后均有阴道分泌物增多，甚至有大量水样排液，在术后 1～2 周脱痂时可有少许出血；⑤在创面尚未完全愈合期间（4～8 周）禁盆浴、性交和阴道冲洗；⑥治疗后须定期复查，注意有无颈管狭窄，观察创面愈合情况直到痊愈。

3）局部药物治疗：适用于糜烂面积小和炎症浸润较浅的病例。

4）宫颈管黏膜炎局部用药疗效差，须行全身治疗。取宫颈管分泌物做培养及药敏试验，根据检测结果采用相应的抗感染药物。

5）有宫颈息肉者行息肉摘除术。

6）对宫颈肥大、糜烂面较深广且累及宫颈管者，可采用宫颈环形电切术（LEEP）。

【复习思考题】

1. 如何诊断急性宫颈炎？

2. 慢性宫颈炎有哪些病理类型？

3. 宫颈病变的物理治疗的注意事项有哪些？

内容三　盆　腔　炎

一、病史采集要点

1. 现病史

（1）发病情况：缓慢或急骤起病。

（2）发病的原因或诱因：是否有宫腔内手术操作史、不洁性生活及性卫生习惯不良等。

（3）主要症状：下腹痛的性质及持续时间，是否伴有阴道分泌物增多、发热、恶心、呕吐、腹胀、腹泻等。

（4）伴随症状：是否有尿频、尿急、尿痛等膀胱刺激症状，或腹痛、里急后重和排便困难等直肠刺激症状。

（5）诊疗情况：在何处就诊过，做过何种检查，用何种药物及疗效如何。

（6）一般情况：精神、体力、饮食、大小便如何，体重是否减轻。

2. 其他相关病史

（1）有无阑尾炎、腹膜炎、泌尿系结石、肝肾疾病及胃病史；有无肺结核、腹膜结核、肠结核及消化道泌尿系结核病史，有无慢性下腹痛病史。

（2）有无药物过敏史、结核接触史。

（3）个人史：月经是否规律，平常阴道分泌物是否较多，是否有多个性伴侣及性卫生习惯不良。

二、体查要点

1. 体温、脉搏、呼吸、血压、体位。

2. 下腹部有无压痛、反跳痛及肌紧张，有无柔韧感，有无腹水征，肠鸣音是否减弱或消失。

3. 外阴阴道是否充血、分泌物的性状及量如何，后穹隆是否饱满、有无触痛，宫颈是否充血、有无举痛或摇摆痛，宫口有无脓性分泌物流出，子宫有无压痛、是否活动，双附件区是否呈索条状增厚、是否扪及活动受限的包块、有无压痛，宫旁有无增厚压痛、宫骶韧带有无增粗压痛。

三、辅助检查报告单展示

1. 血常规　白细胞总数及分类升高，核左移。

2. 分泌物常规检查及培养　常规检查镜下可见大量白细胞及脓细胞，分泌物培养可发现致病菌，并可根据药敏结果选用相应抗生素治疗。

3. B超　宫壁回声增粗，宫腔内有不规则液性暗区，盆腔有游离液性暗区或不规则暗区，一侧或双侧附件区有形状不规则低回声包块或液性暗区。

4. 子宫内膜病理检查提示子宫内膜有大量炎症细胞浸润、水肿及血管扩张，有时见坏死、脱落等，可诊断为子宫内膜炎。

四、主要知识内容

1. 概述

（1）女性生殖道的自然防御功能

1）两侧大阴唇自然合拢，遮掩阴道口、尿道口。

2）阴道口闭合，阴道前后壁紧贴，可以防止外界的污染，阴道正常菌群可抑制其他细菌生长。

3）宫颈内口紧闭，宫颈黏液栓可抑制细菌侵入子宫内膜。

4）孕龄妇女子宫内膜的周期性剥脱，也是消除宫腔感染的有利条件。

5）输卵管黏膜上皮细胞的纤毛向子宫腔方向摆动以及输卵管的蠕动，均有利于阻止病原体的侵入。

6）生殖道免疫系统，黏膜有不同数量的淋巴组织及散在的淋巴细胞，在局部发挥抗感染作用。

当自然防御功能遭到破坏、机体免疫功能下降、内分泌发生变化或外源性致病菌侵入，均可导致炎症的发生。

（2）盆腔炎症的感染途径

1）经淋巴系统蔓延：多见于链球菌、大肠杆菌、厌氧菌感染。

2）沿生殖器黏膜上行蔓延：淋病奈瑟菌、沙眼衣原体及葡萄球菌沿此途径扩散。

3）经血循环传播：为结核菌感染的主要途径。

4）直接蔓延。

2. 盆腔炎高危因素　年龄、性生活、下生殖道感染、子宫腔内手术操作后感染、性卫生不良、邻近器官炎症直接蔓延、盆腔炎性疾病再次急性发作。

3. 病理

1）急性子宫内膜炎及急性子宫肌炎。

2）急性输卵管炎、输卵管积脓、输卵管卵巢脓肿。

3）急性盆腔腹膜炎。

4）急性盆腔结缔组织炎。

5）败血症及脓毒血症。

6）肝周围炎：Fits-Hugh-Curtis 综合征。

4. 临床表现

1）症状：轻者无症状或症状轻微。①常见症状为下腹痛、发热、阴道分泌物增多，腹痛为持续性、活动或性交后加重。②若病情严重可有寒战、高热、头痛、食欲不振。③若有腹膜炎，则出现消化系统症状，如恶心、呕吐、腹胀、腹泻等。④月经期发病可出现经量增多、经期延长。⑤若有脓肿形成，可有下腹包块及局部压迫刺激症状，包块位于子宫前方可出现膀胱刺激症状，如排尿困难、尿频、尿痛等；包块位于子宫后方可有直肠刺激症状，若在腹膜外可致腹泻、里急后重感和排便困难。⑥若有输卵管炎的症状及体征并同时有右上腹痛者，应怀疑有肝周围炎。

2）体征：①典型体征呈急性病容，体温升高，心率加快，下腹部有压痛、反跳痛及肌紧张，病情严重者出现腹胀、肠鸣音减弱或消失；②阴道充血，大量脓性分泌物，后穹隆饱满、触痛，宫颈充血、举痛，宫口有脓性分泌物流出，子宫压痛、活动受限，双附件区呈索条状或片状增厚、压痛，宫骶韧带增粗、压痛，有时扪及活动受限、压痛明显的包块。

5. 辅助检查

1）血常规：白细胞总数及分类升高，提示炎症。

2）分泌物常规检查及培养：常规检查镜下可见大量白细胞及脓细胞，分泌物培养可发现致病菌，并可根据药敏选用相应抗生素治疗。

3）B超：宫壁回声增粗，宫腔内有不规则液性暗区，盆腔有游离液性暗区或不规则暗区，一侧或双侧附件区有形状不规则低回声包块或液性暗区。

4）子宫内膜病理检查：提示子宫内膜有大量炎症细胞浸润、水肿及血管扩张，有时见坏死、脱落等，可诊断为子宫内膜炎。

6. 诊断　根据病史、症状和体征，结合辅助检查可做出诊断。

1）基本诊断标准：妇科检查符合最低诊断标准

2）附加诊断标准：①体温超过38.3℃（口表）；②宫颈或阴道异常黏液脓性分泌物；③阴道分泌物生理盐水涂片见到白细胞；④实验室证实的淋病奈瑟菌阳性或沙眼衣原体阳性；⑤红细胞沉降率升高；⑥C反应蛋白升高。

3）特异标准：①子宫内膜活检证实子宫内膜炎；②阴道超声或磁共振检查显示充满液体的增粗输卵管，伴或不伴有盆腔积液，输卵管卵巢肿块；③腹腔镜检查发现输卵管炎。

4）腹腔镜镜下盆腔炎诊断标准：①输卵管表面明显充血；②输卵管壁水肿；③输卵管伞端或浆膜面有脓性渗出物。

在做出盆腔炎的诊断后，要明确感染的病原体，宫颈管分泌物及后穹隆穿刺液的涂片、培养，对明确病原体有帮助。涂片可做革兰染色，若找到淋病奈瑟菌可确诊。除查找淋病奈瑟菌外，可以根据细菌形态及革兰染色，为选用抗生素及时提供线索。除病原体的检查外，还可根据病史、临床症状及体征特点，做出病原体的初步判断。

7. 鉴别诊断　应与急性阑尾炎、输卵管妊娠流产或破裂、卵巢囊肿蒂扭转或破裂等急腹症相鉴别。

8. 治疗

1）支持疗法：卧床休息，半卧位有利于脓液积聚于直肠子宫陷窝而使炎症局限。给予高热量、高蛋白、高维生素流食或半流食，补充液体，注意纠正电解质紊乱及酸碱失衡，必要时少量输血。高热时采用物理降温。尽量避免不必要的妇科检查，以免引起炎症扩散。若有腹胀，应行胃肠减压。

2）药物治疗：抗生素的选用根据药敏试验较为合理，但在化验结果获得之前，常根据临床经验选择用药。由于急性盆腔炎的病原体多为需氧菌、厌氧菌及衣原体的混合感染，多采用联合用药。

盆腔炎常用的抗生素配伍方案如下：①青霉素或红霉素与氨基糖苷类药物及甲硝唑联合；②克林霉素与氨基糖苷类药物联合；③第二代头孢菌素或相当于第二代头孢菌素的药物，以及第三代头孢菌素或相当于三代头孢菌素的药物联合；④喹诺酮类药物与甲硝唑联合；⑤青霉素类与四环素类药物联合。

3）手术治疗

A. 手术指征：①药物治疗无效；②脓肿持续存在；③脓肿破裂，需立即剖腹探查。

B. 手术方法：可根据情况选择经腹手术或腹腔镜手术。

C. 手术范围：应根据病变范围、患者年龄、一般状态等条件全面考虑。原则以切除病灶为主。①年轻妇女应尽量保留卵巢功能，以采用保守性手术为主；②年龄大、双侧附件受累或附件囊肿屡次发作者，行全子宫及双附件切除术；③对极度衰弱危重患者的手术范围，须按具体情况决定；④若盆腔脓肿位置低、突向阴道后穹隆时，可经阴道切开排脓，同时注入抗生素。

4）中药治疗：主要为活血化瘀、清热解毒药物，如银翘解毒汤、安宫牛黄丸及紫血丹等。

5）性伴侣治疗：对于盆腔炎患者出现症状前60日内接触过的性伴侣进行检查及治疗；若最近一次性生活在6个月前，则应该对最后的性伴侣进行检查、治疗。在治疗期间避免无保护性交。

9. 随访　对于抗生素治疗者，应在72小时内随诊，明确有无症状改善，若无改善需进一步检查重新进行病情的评估，必要时需腹腔镜或手术探查；对沙眼衣原体感染及淋病奈瑟菌感染者，治疗后4~6周复查病原体。

10. 盆腔炎性疾病后遗症　常为急性盆腔炎未能彻底治疗或患者体质较差病程迁延所致，但亦可无急性盆腔炎症病史。

（1）病理：主要表现为组织破坏、广泛粘连、增生及瘢痕形成，可导致：①输卵管阻塞、输卵管增粗；②输卵管卵巢粘连形成输卵管卵巢肿块；③若输卵管伞端闭锁、浆液性渗出物聚集形成输卵管积水或积脓或输卵管卵巢脓肿的脓液吸收，被浆液性渗出物代替形成输卵管积水或输卵管卵巢囊肿；④盆腔结缔组织韧带增生变厚，使子宫固定。

（2）临床表现：①不孕；②异位妊娠；③慢性盆腔痛；④盆腔炎性疾病反复发作。

（3）妇科检查：检查子宫常呈后倾后屈，活动受限或粘连固定。有时在子宫一侧或两侧触到呈索条状的增粗输卵管，或宫旁片状增厚、压痛；或在盆腔一侧或两侧触及囊性肿物，活动多受限。

（4）治疗：盆腔炎性后遗症需要根据不同情况选择治疗方案。①不孕：辅助生殖技术；②慢性盆腔痛：综合治疗；③盆腔炎性疾病反复发作，抗生素药物治疗的基础上，必要时需手术治疗。

（5）预防：注意个人及性生活卫生，减少性传播疾病的发生；锻炼身体增强体质，及时彻底治疗急性盆腔炎。

【复习思考题】

1. 简述女性生殖道的自然防御功能。

2. 简述急性盆腔炎的基本诊断标准。

3. 说出急性盆腔炎的治疗原则及常见抗生素治疗的配伍方案。

4. 急性盆腔炎手术治疗的指征有哪些。

5. 简述盆腔炎性后遗症的常见病理变化。

内容四　子宫内膜异位症及子宫腺肌症

一、病史采集要点

1. 发病年龄　子宫内膜异位症常见于生育年龄妇女（25～45 岁多见）；子宫肌腺症常见于 40 岁以上经产妇。

2. 发病日期、起病缓急、可能的诱因。

3. 痛经（是否继发性、进行性、是否需要用药止痛）。

4. 有无性交不适、性交痛。

5. 有无不孕。

6. 月经情况和有无其他部位内异症的症状。

7. 诊疗情况、药物治疗效果及病情发展演变。

8. 既往有无痛经、生育史、月经史。

二、体查要点

1. 一般情况。

2. 妇科检查。

（1）子宫内膜异位症典型者：子宫多后倾固定，直肠子宫陷凹、宫骶韧带或子宫后壁下段等部位扪及触痛性结节，子宫的一侧或双侧附件处扪到与子宫相连的囊性或囊实性不活动包块，往往有轻压痛。若病变累及直肠、阴道隔，可在阴道后穹隆见紫蓝色斑点、扪及隆起的小结节或包块。

（2）子宫肌腺病：子宫均匀增大或有局限性结节隆起，质硬而有压痛，经期时压痛尤为显著。

三、主要知识内容

1. 概述

（1）子宫内膜异位症：子宫内膜组织（腺体和间质）出现在子宫体以外部位时称为子宫内膜异位症。内异症虽为良性病变，但具有类似恶性肿瘤远处转移和种植生长能力。异位内膜最常见的种植部位是盆腔脏器和腹膜，其中以侵犯卵巢者最常见。

（2）子宫肌腺病：当子宫内膜腺体及间质侵入子宫肌层时，称为子宫腺肌病。

2. 发病机制

（1）子宫内膜异位症

1）种植学说：①经血倒流；②淋巴及静脉播散。

2）体腔上皮化生学说。

3）诱导学说。

4）遗传因素。

5）免疫因素与炎症。

（2）子宫肌腺病

1）多次妊娠和分娩时子宫壁创伤和慢性子宫内膜炎可能是导致此病的主要原因。

2）基底层子宫内膜侵入肌层可能与高雌激素

刺激有关。

3. 病理

（1）子宫内膜异位症

1）大体：异位子宫内膜随卵巢激素的变化而发生周期性出血，周围纤维组织增生并形成粘连，在病变区出现紫褐色斑点或小泡，最后发展为大小不等的紫蓝色实质结节或包块。

A. 卵巢：卵巢内异症最多见。卵巢子宫内膜异位囊肿又称为卵巢巧克力样囊肿。卵巢与周围器官或组织紧密粘连是卵巢子宫内膜异位囊肿的临床特征之一。

B. 宫骶韧带、直肠子宫陷凹和子宫后壁下段：为内异症的好发部位。有紫褐色出血点或颗粒状散在结节。病变发展，子宫后壁与直肠前壁粘连，直肠子宫陷凹变浅，甚至完全消失。

C. 腹膜：病灶有白色混浊灶、火焰状红色灶、腺样息肉灶。

2）镜检：在病灶中见到子宫内膜上皮、内膜腺体或腺样结构、内膜间质及出血。

（2）子宫肌腺病

1）大体：子宫多呈均匀增大，多累及后壁，故后壁常较前壁厚。剖开子宫壁可见肌层明显增厚且硬，剖面无旋涡状结构。少数子宫内膜在子宫肌层中呈局限性生长形成结节或团块，称子宫腺肌瘤。

2）镜检：肌层内有呈岛状分布的子宫内膜腺体与间质。由于异位内膜细胞属基底层内膜，对卵巢激素特别是孕激素不敏感，故异位腺体常处于增生期，偶尔见到局部区域有分泌期改变。

4. 临床表现

（1）子宫内膜异位症

1）继发性进行性痛经。

2）性交痛或不适。

3）不孕、月经异常、其他部位异位症表现。

4）体征：典型者，子宫多后倾固定，直肠子宫陷凹、宫骶韧带或子宫后壁下段等部位扪及触痛性结节，子宫的一侧或双侧附件处扪到与子宫相连的囊性偏实不活动包块，往往有轻压痛。若病变累及直肠阴道隔，可在阴道后穹隆见到紫蓝色斑点、扪及隆起的小结节或包块。

（2）子宫肌腺病

1）约 70%有经量增多、经期延长以及逐渐加剧的进行性痛经。

2）子宫呈均匀性增大或有局限性结节隆起，质硬而有压痛，经期时压痛尤为显著。

5. 诊断

（1）子宫内膜异位症

1）凡育龄妇女有继发性痛经进行性加重和不

孕史，盆腔检查扪及盆腔内有触痛性结节或子宫旁有不活动的囊性包块，即可初步诊断为内异症。

2）辅助检查：特别是腹腔镜检查和活组织检查方能最后确诊和确定分期。

A. 影像学检查：B 型超声是鉴别卵巢子宫内膜异位囊肿和直肠阴道隔内异症的重要手段，其诊断敏感性达 97%，特异性达 96%；盆腔 CT 及 MRI 对盆腔内异症的诊断价值与 B 型超声相当，但检查费用较高。

B. CA125：中、重度内异症患者血清 CA125 值可能升高，可用于监测内异症的治疗效果和复发情况。

C. 腹腔镜检查：是目前诊断内异症的最佳方法。此外，内异症的临床分期也只有在腹腔镜检或剖腹探查的直视下方可确定。

3）鉴别诊断：①卵巢恶性肿瘤；②盆腔炎性包块；③子宫腺肌病：应注意此病常与内异症并存。

（2）子宫肌腺病

1）临床诊断。

2）影像学检查虽有帮助，但非特异性。可选择 B 型超声、MRI 等检查。

6. 治疗

（1）子宫内膜异位症

1）应根据患者年龄、症状、病变部位和范围以及对生育要求等情况加以全面考虑。

2）治疗原则：①病变轻微、无症状或症状轻微者，可数月随访1次，经期有轻微疼痛时，可给予对症治疗；②希望生育者，应做不孕的各项检查促使尽早受孕；③轻度患者先行药物治疗；④有生育要求的重度患者行保留生育功能手术；⑤无生育要求的年轻重度患者采用保留卵巢功能手术，术后用性激素巩固治疗；⑥无生育要求的较年长重度患者考虑行根治性手术。

3）药物治疗：①口服避孕药：是最早用于治疗内异症的激素类药物，假孕疗法适用于轻度内异症患者；②孕激素：是治疗内异症的首选药物，常用的制剂有：甲羟孕酮、炔诺酮、甲地孕酮等，亦可采用甲羟孕酮避孕针或羟孕酮；应用左炔诺孕酮宫内缓释系统1年也可取得满意效果；③孕激素受体调节剂：米非司酮，长期疗效有待证实；④孕三烯酮：副作用较达那唑轻；⑤达那唑；⑥促性腺激素释放激素激动剂（GnRH-a）：此疗法为药物性卵巢切除。

4）手术治疗：可采用腹腔镜或剖腹手术。腹腔镜是目前手术治疗内异症的主要手段。剖腹手术适用于粘连严重、病灶广泛、巨大卵巢子宫内膜异位囊肿患者。

A. 适应证：①药物治疗后症状不缓解，局部病变加剧或生育功能仍未恢复者；②卵巢子宫内膜异位囊肿直径＞5～6cm，特别是迫切希望生育者。

B. 手术方式：①保留生育功能手术：术后复发率约40%；②保留卵巢功能手术：适于年龄在45岁以下且无生育要求的重症患者，该术式术后复发率约5%；③根治性手术：适用于45岁以上的重症患者，术后不用雌激素补充治疗者，几乎不复发；④去势手术：保留子宫，仅切除双侧卵巢或双侧附件。

5）药物与手术联合治疗：①手术治疗前先用药物治疗3个月以使子宫内膜异位灶缩小、软化，使手术时有可能缩小手术范围和有利于手术操作；②对于手术不彻底或术后疼痛不能缓解者，术后至少给予3～6个月的药物治疗。

6）疼痛的治疗。

7）不孕的治疗。

8）青春期内异症的治疗。

（2）子宫肌腺病

1）应视患者症状、年龄和生育要求而定。

2）药物治疗：①指征：若在给予非甾体类抗炎药对症治疗后症状可缓解或已近绝经期的患者，可采用保守治疗；②药物：口服避孕药、孕激素、达那唑和 GnRH-α，均能缓解症状。

3）手术治疗：①指征：药物治疗无效并有长期剧烈痛经者；②手术方式：应行子宫切除术。卵巢是否保留取决于患者年龄和卵巢有无病变。

【复习思考题】

1. 子宫内膜异位症的定义是什么？

2. 子宫内膜异位症有哪些临床表现？

3. 子宫内膜异位症的最佳诊断方法是什么？

4. 子宫内膜异位症的治疗原则是什么？

内容五　计划生育（避孕方法及人工终止妊娠技术）

主要知识内容

1. 避孕工具的避孕原理

1）宫内节育器：干扰受精卵着床，使宫腔内环境不适宜于受精卵生长。

2）避孕套、阴道隔膜、输卵管结扎：阻止精子与卵子相遇。

3）避孕药物：抑制排卵。

4）外用杀精药：改变阴道的环境，不利于精子生存及获能。

2. 宫内节育器（IUD）为主要避孕措施。

（1）种类

1）惰性宫内节育器（第 1 代 IUD）：大部分已

淘汰。

2）活性宫内节育器（第 2 代 IUD）：含有活性物质，如金属、激素及磁性物质，以提高避孕效果，减少副作用。有带铜宫内节育器、药物缓释宫内节育器。

（2）避孕原理

1）干扰受精卵着床。

2）影响受精卵的发育。

3）宫内自然环境改变。

4）宫内炎症细胞增多，有毒害胚胎作用。

5）有抗机体囊胚着床的免疫耐受性，使囊胚崩解，有抗着床作用。

（3）宫内节育器的放置

1）禁忌证：①妊娠或疑妊娠者；②人工流产、分娩或剖宫产后可能有妊娠组织物残留或感染；③生殖道急性炎症；④生殖器官肿瘤、子宫畸形；⑤宫颈过松、重度陈旧性宫颈裂伤或子宫脱垂；⑥严重的全身性疾病。

2）放置时间：①月经干净 3～7 天无性生活者；②人工流产后立即放置（术后宫深＜10cm）；③产后 42 天恶露已净，会阴伤口已愈合，子宫恢复正常者；④剖宫产后半年（哺乳期应排除妊娠）；⑤含孕激素 IUD 在月经第 3 日放置。

3）放置后注意事项：①术后休息 3 日，1 周内禁重体力劳动，2 周内禁性交及盆浴，注意外阴清洁；②定期随访，3 个月内每次经期或排便时注意有无节育环脱落。

（4）宫内节育环的取出

1）适应证：①生理情况：计划再生育者；放置时间已满需更换；绝经 2 年以上者；改用其他方法避孕者；②病理情况：有并发症及副反应，经治疗无效者；带器妊娠者。

2）取器时间：月经干净 3～7 天；子宫异常出血需取环者随时取环；带器妊娠者人工流产时同时进行。

3）宫内节育器的副作用：出血及腰腹坠胀感。

4）放置宫内节育器的并发症：子宫穿孔、节育器异位、感染、节育器嵌顿或断裂、节育器脱落、带器妊娠。

3. 阴茎套　男方用，有防止性传播疾病的作用，应用广泛。

4. 药物避孕

（1）避孕原理：抑制排卵、阻碍受精、阻碍着床。

（2）适应证：健康生育年龄妇女。

（3）禁忌证

1）重要器官病变：急、慢性肝炎或肾炎，严重心血管疾病。

2）血液及内分泌疾病。

3）恶性肿瘤，癌前病变，子宫病变，或乳房肿块者。

4）精神病患者生活不能自理者。

5）月经稀少或年龄>45岁者。

6）年龄<35岁的吸烟者不能长期服用，防卵巢早衰。

7）哺乳期、产后未满半年或月经未来潮者。

（4）药物副作用。

1）类早孕反应。

2）月经改变。

3）体重增加。

4）面部蝴蝶斑。

5）其他：头痛、乳房胀痛、皮疹、瘙痒、食欲增加等。

（5）避孕药的种类：短效避孕药、长效避孕药、长效避孕针、速效避孕药（探亲避孕药）、缓释避孕药、外用避孕药。

5. 紧急避孕、安全期避孕、免疫避孕。

6. 输卵管结扎

（1）分为经腹输卵管结扎和腹腔镜输卵管结扎。

（2）适应证：要求接受绝育术且无禁忌证者；患有严重全身疾病不宜生育者。

（3）禁忌证

1）24小时内两次体温＞37.5℃。

2）全身情况不佳，不能胜任手术。

3）患严重的神经官能症。

4）各种疾病的急性期，腹部皮肤有感染灶或患有急、慢性盆腔炎者。

5）如腹腔镜手术者，还有腹腔粘连，心肺功能不全、膈疝等。

（4）手术时间

1）非孕者，月经干净后3～4日。

2）人流或分娩后48小时内。

3）哺乳期或闭经者应排除早孕后再手术。

（5）术后并发症及防治

1）损伤输卵管及系膜或腹内积血或血肿的处理：手术操作熟练轻柔、止血彻底。

2）感染的处理：严格掌握手术指征及禁忌证，严格无菌操作。

3）器官损伤的处理：熟悉局部解剖，操作轻柔。

4）输卵管复通的处理：提高手术者技术水平；另外，绝育术术后本来有一定复通率。

7. 人工终止妊娠

（1）药物流产：米非司酮配伍米索前列醇，完全流产率达 95%～98%。

1）适应证：①18～40 岁健康妇女，＜49 天的宫内妊娠并自愿者；②具有人流的高危因素；③剖宫产后半年内，哺乳期。

2）禁忌证

A. 米非司酮的禁忌证：肾上腺疾病、糖尿病、肝肾功能异常、妊娠期皮肤瘙痒史、血液疾病、血栓疾病。

B. 前列腺素类药物禁忌证：如二尖瓣狭窄、高血压、低血压、青光眼、哮喘、胃肠功能紊乱、癫痫、过敏体质、带环妊娠、宫外孕、贫血、妊娠剧吐等。长期服用抗结核、抗癫痫、抗抑郁、前列腺素生物合成抑制剂、巴比妥类药物，吸烟、嗜酒。

3）米非司酮的副作用及并发症的处理：①消化道症状：轻度的腹痛、胃痛、恶心、呕吐、头痛、腹痛、腹泻，一般不需处理；②子宫收缩痛：排出妊娠产物所致，一般不需处理；③出血：流产后阴道出血时间一般持续 10 天至 2 周，最长可达 1～2 个月，出血时间较长，或有突然阴道大量出血，需急诊刮宫，甚至需输血抢救；④感染：术后应当抗感染。

（2）人工流产：指孕 14 周以内，采用人工终止妊娠的手术，是避孕失败后的补救方法。可分为负压吸引术（孕 6～10 周）和钳刮术（孕 11～14 周）。

1）负压吸引术：①适应证：孕 6～10 周内要求终止妊娠而无禁忌证者，患有心脏病心力衰竭史、慢性肾炎等疾病不宜继续妊娠者；②禁忌证：生殖道炎症，盆腔炎，各种急性病或急性传染病，心力衰竭、高血压伴有自觉症状，结核病急性期，高热，严重贫血等，手术当日两次体温＞37.5℃者；③术前准备：问病史，测体温、脉搏、血压，常规的妇科检查、血常规、白带常规检查，与患者术前谈话；④手术后仔细检查吸出物中有无绒毛及胚胎组织，其大小是否与孕周相符，如无绒毛组织，应送病理检查。

2）钳夹术：指用机械方法或药物扩张宫颈，钳取胎儿及胎盘的手术。①适应证：用于终止 11～14 周妊娠，应当尽量避免大月份钳刮术；②手术流产后处理：术后应留在医院观察，注意阴道流血等情况；术后 1 个月内禁止盆浴及避免性生活，术后予抗生素及促进子宫收缩的药物，落实避孕措施。

3）人工流产综合反应及处理

A. 人工流产综合反应：术中或术毕时，部分患者出现心动过缓、心律不齐、血压下降、面色苍白、头昏、胸闷、大汗淋漓，甚至昏厥、抽搐等迷走神经虚脱的症状。大多数停止手术后逐渐恢复。在患有各种心脏病、贫血、哮喘、慢性肾炎等疾病时，受术者机体状况差、缺血或缺氧可加重上述症状，以致出现心脏骤停。

B. 预防及处理：术时操作要轻柔，负压适当，扩张宫颈时，不宜过快或用力过猛。阿托品 0.5～1mg 术前静脉滴注，有一定效果，但不宜作为常规注射。

4）吸宫不全的处理：与操作者技术不熟练或子宫位置异常有关。B 型超声检查有助于诊断，若无明显感染征象，应尽早行刮宫术，刮出物送病检，术后用抗生素预防感染，若同时伴有感染，应在控制感染后行刮宫术。

5）生殖系统感染的处理：术后应预防性应用抗生素，可口服或静脉给药。

6）子宫穿孔的处理：①妊娠物已清除，穿孔小，无明显并发症：应当立即停止手术，予宫缩剂，使用抗生素，住院严密观察；②确诊宫内有妊娠残留物：应纠正子宫位置后，由有经验医师避开穿孔部位，或在腹腔镜帮助下完成手术，也可用宫缩剂后 10 日内再行钳夹术；③如穿孔较大，为吸管、刮匙、胎盘钳所造成，不能排除内脏损伤，应剖腹探查，根据损伤情况做相应的处理。

7）宫腔粘连的处理：宫腔粘连阻断经血排出可造成闭经和周期性腹痛。用探针或小号扩张器慢慢扩张宫颈内口，做扇形钝性分离粘连，使经血排出，腹痛迅速缓解。宫腔粘连分离后，宫腔内置IUD，也可行人工周期2～3个月，使子宫内膜恢复。

8）漏吸的处理：应复查子宫位置、大小及形状，并重新探查宫腔，及时发现问题而解决，吸出组织送病理检查，排除宫外孕可能。确属漏吸，应再次行负压吸引术。

9）术中出血的处理：可在扩张宫颈后，宫颈注射缩宫素，并尽快钳取或吸取胎盘及胎体，吸管过细或胶管过软时应及时更换。

10）羊水栓塞的处理：略。

【复习思考题】

1. 宫内节育器的避孕原理是什么？

2. 口服避孕药的禁忌证是什么？

3. 人工流产的并发症有哪些？如何处理？

见习九　妇科疾病讨论（二）

【目的要求】

掌握妇科肿瘤相关疾病的临床表现、诊断、治疗原则。

【预习内容】

妇科肿瘤：宫颈肿瘤、子宫肌瘤、子宫内膜癌、卵巢癌。

【学时数】

2 学时。

【见习内容】

内容一　宫颈上皮内瘤变

一、病史采集要点

1. 现病史

（1）主要症状：有无阴道排液，有无接触性出血。

（2）伴随症状：阴道分泌物伴或不伴臭味。

（3）病情演变：何时出现阴道流液及接触性出血，其发展演变过程如何。

（4）诊疗情况：在何处就诊过，做过何种检查，用何种药物及疗效如何。

（5）一般情况：精神、体力、饮食、大小便如何。

2. 其他相关病史

（1）有无药物过敏史。

（2）既往有无特殊病史（如 HPV 感染、口服避孕药和免疫抑制等）。

（3）个人史：年龄、职业，性生活是否紊乱，有无吸烟及吸毒史。

（4）孕产史：是否有早产、多产，采用何种方法避孕。

3. 体查要点

（1）一般情况：面色、脉搏、血压，体温。

（2）妇科检查：阴道分泌物量、性质，宫颈表面情况，有无局部红斑、白色上皮，或宫颈糜烂表现。

4. 辅助检查报告单展示

（1）宫颈刮片细胞学检查发现宫颈鳞状上皮不典型改变或异型细胞。

（2）阴道镜检查宫颈移行带区内有无血管的醋酸白色上皮、毛细血管形成的极细红点、异形血管以及由血管网围绕的嵌白色或黄色的上皮块。

（3）宫颈活组织检查提示宫颈上皮轻、重度不典型增生或原位癌。

二、主要知识内容

1. 概述　宫颈上皮内瘤变（CIN）是与宫颈浸润癌密切相关的一组癌前病变。由病毒诱发的病变常自然消退，很少发展为浸润癌；多因素（包括病毒）诱发的病变，具有癌变潜能，可能发展为浸润癌。

美国国立癌症研究所（NC1）提出的宫颈阴道细胞学（TBS）诊断系统，从细胞学角度将鳞状细胞异常分为 3 类：不典型鳞状上皮（ASC）、轻度鳞状上皮内病变（LSIL）和重度鳞状上皮内病变（HSIL）。LSIL 相当于 CIN Ⅰ，较少发展为浸润癌；HSIL 则相当于 CIN Ⅱ 和 Ⅲ，可能发展为浸润癌。

2. 病因

（1）与性生活紊乱、吸烟密切相关。

（2）性生活过早（<16 岁）。

（3）性传播疾病（90%以上有 HPV 感染）。

（4）经济状况低下。

（5）口服避孕药和免疫抑制。

（6）宫颈组织学的特殊性。

3. 病理学诊断与分级　宫颈上皮内瘤变分 3 级。

Ⅰ级：即轻度不典型增生。上皮下 1/3 层细胞核增大，核质比例略增大，核染色稍加深，核分裂象少，细胞极性保存。

Ⅱ级：即中度不典型增生。上皮下 1/3～2/3 层细胞核明显增大，核质比例增大，核深染，核分裂象较多，细胞数量明显增多，细胞极性尚存。

Ⅲ级：即重度不典型增生和原位癌。病变细胞几乎或全部占据上皮全层，细胞核异常增大，核质比例显著增大，核形不规则，染色较深，核分裂象增多，细胞拥挤、排列紊乱、无极性。

4. 临床表现

（1）症状：宫颈鳞状上皮内瘤变无特殊症状。

1）偶有阴道排液增多，伴或不伴臭味。

2）也可有接触性出血，发生在性生活或妇科检查（双合诊或三合诊）后出血。

（2）体征：可无明显病灶，宫颈光滑或仅见局部红斑、白色上皮，或宫颈糜烂表现。

5. 辅助检查

1）宫颈刮片细胞学检查：为最简单的宫颈鳞状上皮内瘤变的辅助检查方法，可发现宫颈鳞状上皮不典型改变或异型细胞。若发现异常细胞（TBS 中 ASC 及其以上，或巴氏染色Ⅲ级及Ⅲ级以上），可做阴道镜检查，进一步明确诊断。

2）阴道镜检查：宫颈移行带区内有无血管的醋酸白色上皮、毛细血管形成的极细红点、异形血管以及由血管网围绕的镶嵌白色或黄色的上皮块。阴道镜不能了解宫颈管的病变情况，应刮取宫颈管内组织或用宫颈管刷取材做病理学检查。

3）宫颈活组织检查：为确诊宫颈鳞状上皮内瘤变最可靠方法。任何肉眼可见病灶均应做单点或多点活检。如无明显病灶。可选择宫颈移行带区约3，6，9，12点处活检，或在碘试验（又称 Schiller's test）不染色区取材，提高确诊率。活检提示宫颈上皮轻、重度不典型增生或原位癌。

6. 诊断　依靠病理学检查，一些辅助检查有助于提高病理学诊断的准确性。

（1）诊断依据：①有阴道排液增多，伴或不伴臭味；②也可有接触性出血，发生在性生活或妇科检查（双合诊或三合诊）后出血；③可无明显病灶，宫颈光滑或仅见局部红斑、白色上皮，或宫颈糜烂表现；④宫颈刮片细胞学检查、阴道镜检查、宫颈活组织检查等，提示宫颈上皮轻、重度不典型增生或原位癌。

（2）诊断：宫颈上皮内瘤变，分级。

7. 治疗　根据细胞学、阴道镜以及宫颈活组织检查结果决定治疗方法。

（1）CIN Ⅰ（LSIL）：约30%CIN Ⅰ发展为 HSIL 或宫颈浸润癌，因此需切除可见病灶。

1）范围小、局限的病灶可采用冷冻治疗（有效率约95%）。

2）范围较大、病灶扩展到阴道（片状或卫星状）或累及腺体的病变可采用激光治疗（有效率约93%）。病灶切除深度应达黏膜下约6～7mm，以便排除宫颈浸润癌。

3）无明显病灶，且可随访者，可先按炎症处理，2～3个月后重复做宫颈刮片细胞学检查，必要时再次活检。

（2）CINⅡ：可用冷冻治疗（有效率约94%左右）。病变范围大者，可选用激光治疗（有效率约92%）或宫颈锥形切除病灶。

（3）CIN Ⅲ

1）无生育要求者，行子宫全切除术。

2）年轻、希望生育者，可行宫颈锥形切除术，术后密切随访。

8. 妊娠合并宫颈鳞状上皮内瘤变妊娠期间，雌激素过多使柱状上皮外移至宫颈阴道部移行带区的基底细胞出现不典型增生，可类似原位癌病变；也易患病毒感染，妊娠合并宫颈鳞状上皮内瘤变常由 HPV 感染所致。大部分患者为 CIN Ⅰ（LSIL），仅约14%为 CINⅡ或 CIN Ⅲ（ HSIL）。目前无依据表明妊娠期间 CIN 比非孕期更易发展为宫颈浸润癌，故可根据情况待妊娠结束后再做相应处理。

【复习思考题】

1. 宫颈上皮内瘤变的定义是什么？

2. 说出宫颈上皮内瘤变的分级。

3. 宫颈上皮内瘤变如何治疗？

内容二　宫　颈　癌

一、病史采集要点

1. 现病史

（1）主要症状：有无阴道排液，有无接触性出血或异常阴道流血。

（2）伴随症状：阴道分泌物伴或不伴臭味，有无尿频、尿急、肛门坠胀、大便秘结、里急后重、下肢肿痛等。

（3）病情演变：何时出现阴道流液及接触性出血，其发展演变过程如何。

（4）诊疗情况：在何处就诊过，做过何种检查，用何种药物及疗效如何。

（5）一般情况：精神、饮食、体重、大小便如何。

2. 其他相关病史

（1）有无药物过敏史及输血史。

（2）既往有无特殊病史（如口服避孕药和免疫抑制剂；单纯疱疹病毒、人乳头瘤病毒感染等）。

（3）个人史：年龄、职业，性生活是否紊乱，有无吸烟及吸毒史。

（4）婚姻、生育史：配偶身体状况如何，是否早年分娩、密产、多产，经济状况是否低下，采用何种方法避孕。

3. 体查要点

（1）一般情况：面色、体温、脉搏、血压、体重、是否为恶病质。

（2）妇科检查：阴道黏膜及穹隆情况，宫颈表面情况，病灶大小，质地如何，有无接触性出血；双合诊及三合诊了解子宫大小、质地，宫旁有无增厚、结节，子宫骶韧带有无增粗、结节，盆腔内有无异常包块。

4. 辅助检查报告单展示

（1）宫颈刮片细胞学检查发现宫颈鳞状上皮异型细胞或癌细胞。

（2）阴道镜检查镜下表面结构不清，呈云雾、猪油状，凸凹不平；局部血管异常增生，失去正常血管分支状，走向紊乱，形态特殊，可呈蝌蚪形、棍棒形、发夹形或线球形等改变；涂 3%的醋酸后表面呈玻璃样水肿或熟肉状，常合并有异型上皮；碘试验不染色或着色极浅。

二、主要知识内容

1. 病因

（1）与性生活紊乱、吸烟密切相关。

（2）性生活过早（<16岁）。

（3）性传播疾病（90%以上有HPV感染）。

（4）经济状况低下。

（5）口服避孕药和免疫抑制。

（6）宫颈组织学的特殊性。

2. 组织发生和发展　多数宫颈癌起源于宫颈移行带。

（1）在移行带形成过程中，未成熟的化生鳞状细胞类似鳞状上皮旁基底细胞，代谢活跃，在一些物质（如人乳头瘤病毒、精子或精液组蛋白等）的刺激下，可形成宫颈鳞状上皮内瘤变（CIN）。随着C1N继续发展，突破上皮下基底膜，浸润间质，则形成宫颈浸润癌。

（2）当宫颈移行带上皮化生过度活跃，伴某些外来致癌物质刺激，也可形成宫颈浸润癌。

3. 病理

（1）鳞状细胞癌：占80%~85%。

1）巨检：宫颈上皮内瘤变、镜下早浸癌及早期宫颈浸润癌，肉眼观察无明显异常，或类似宫颈糜烂。随病变发展，有以下4种类型。

A. 外生型：最常见，病灶向外生长，状如菜花，组织脆，触之易出血。

B. 内生型：癌灶向宫颈深部组织浸润，侵犯子宫峡部，宫颈肥大而硬；表面光滑或仅见轻 I 度糜烂，整个宫颈管膨大如桶状。

C. 溃疡型：上述两型癌灶继续发展，癌组织坏死脱落形成凹陷性溃疡或空洞样，形如火山口。

D. 颈管型：癌灶发生在宫颈外口内，隐蔽在宫颈管，侵入宫颈及子宫峡部供血层以及转移到盆壁的淋巴结，不同于内生型。

2）显微镜检

A. 镜下早浸癌：原位癌基础上，在镜下发现癌细胞小滴状、锯齿状穿破基膜，或进而出现膨胀性间质浸润。

B. 宫颈浸润癌：呈网状或团块状融合浸润间质。分 3 级：I 级：分化较好；II 级：中度分化；III 级：多为未分化的小细胞（相当于宫颈上皮底层细胞），即小细胞型。

（2）腺癌：约占 15%。

1）巨检：来自宫颈管，并浸润宫颈管壁。当癌灶长至一定程度即突向宫颈外口，常侵犯宫旁组织。癌灶呈乳头状、芽状、溃疡或浸润型。病灶向宫颈管内生长，宫颈外观可完全正常，但宫颈管膨大如桶状。

2）显微镜检：有 3 型：①黏液腺癌：最常见，来源于宫颈黏膜柱状黏液细胞。②宫颈恶性腺瘤：又称微偏的腺癌。③鳞腺癌：来源于宫颈黏膜柱状上皮下的储备细胞，占 3%～5%，同时含腺癌和鳞癌两种成分。

4. 转移途径　主要为直接蔓延及淋巴转移，血行转移极少见。

1）直接蔓延：最常见。癌组织局部浸润，并向邻近器官及组织扩散。

2）淋巴转移：当宫颈癌局部浸润后侵入淋巴管，形成瘤栓，随淋巴液引流到达局部淋巴结，在淋巴管内扩散。

A. 一级组：包括宫旁、宫颈旁或输尿管旁、闭孔、髂内、髂外淋巴结。

B. 二级组：包括髂总、腹股沟深浅、腹主动脉旁淋巴结。

3）血行转移：很少见。可转移至肺、肾或脊柱等。

5. 临床分期　采用国际妇产科联盟（FIGO，2000 年）修订的临床分期，内容略。

6. 临床表现

（1）症状：早期宫颈癌常无症状，患者一旦出现症状，主要有以下表现。

1）阴道流血：年轻患者表现为接触性出血，量可多可少。老年患者表现为绝经后不规则阴道流血。

2）阴道排液：患者常诉阴道排液增多，白色或血性，稀薄如水样或米泔水状，有腥臭，晚期因癌组织破溃、坏死，继发感染有大量脓性或米汤样恶臭白带。

3）晚期癌的症状：根据病灶侵犯范围出现继发性症状。病灶波及盆腔结缔组织、骨盆壁，压迫输尿管或直肠、坐骨神经时，患者诉尿频、尿急、肛门坠胀、大便秘结、里急后重、下肢肿痛等；严重时导致输尿管梗阻、肾盂积水，最后引起尿毒症。到疾病末期，患者出现恶病质。

（2）体征：镜下早浸癌及极早期宫颈浸润癌，局部无明显病灶，如一般慢性宫颈炎表现。随着宫颈浸润癌的生长发展，类型不同，局部体征亦不同。

1）外生型：见宫颈赘生物向外生长，呈息肉状或乳头状突起，继而向阴道突起形成菜花状赘生物，表面不规则，合并感染时表面覆有灰白色渗出物，触之易出血。

2）内生型：见宫颈肥大、质硬，宫颈管膨大如桶状，宫颈表面光滑或有浅表溃疡。晚期由于癌组织坏死、脱落，形成凹陷性溃疡，整个宫颈有时被空洞替代，并覆有灰褐色坏死组织，恶臭。

3）癌灶浸润：浸润阴道壁，见阴道壁有赘生物；向两侧旁组织侵犯，妇科检查扪及两侧增厚，结节状，质地与癌组织相似；有时浸润达盆壁，形成"冰冻骨盆"。

7. 辅助检查

（1）宫颈刮片细胞学检查

1）普遍用于筛检宫颈癌。

2）必须在宫颈移行带区刮片检查。

3）涂片用巴氏染色，可采用 TBS 或巴氏 Ⅴ 级分类法。巴氏 Ⅲ、Ⅳ、Ⅴ 级涂片者，应重复刮片检查并行宫颈活组织检查，Ⅱ 级涂片需先按炎症处理后，重复涂片进一步检查。

（2）碘试验：碘试验主要识别宫颈病变危险区，以便确定活检取材部位，提高诊断率。

1）正常染为棕色或深赤褐色。

2）若不染色为阳性，说明鳞状上皮不含糖原。瘢痕、囊肿、宫颈炎或宫颈癌等鳞状上皮不含或缺乏糖原，均不染色，故本试验对癌无特异性。

（3）阴道镜检查：宫颈刮片细胞学检查 Ⅲ 级或 Ⅲ 级以上，应在阴道镜下检查，观察宫颈表面有无异型上皮或早期癌变，并选择病变部位进行活组织检查，以提高诊断正确率。

（4）宫颈和宫颈管活组织检查：是确诊宫颈癌最可靠和不可缺少的方法。选择宫颈鳞-柱交接部的3，6，9，12处处取4点组织做活检，或在碘试验、阴道镜观察到的可疑部位取活组织做病理检查。所取组织应包含上皮及间质。若宫颈刮片为Ⅲ级或Ⅲ级以上涂片，宫颈活检阴性时，应用小刮匙搔刮宫颈管，刮出物送病理检查。

（5）宫颈锥切术：当宫颈刮片多次检查为阳性，而宫颈活检为阴性，或活检为原位癌，但不能排除浸润癌时，均应做宫颈锥切术，并将切下的宫颈组织分成12块，每块做2～3张切片检查以确诊。确诊宫颈癌后，根据具体情况，进行胸部X线摄片、淋巴造影及膀胱镜、直肠镜检查等，以确定其临床分期。

8. 诊断

（1）诊断依据

1）症状：①有接触性出血，阴道排液增多，晚期有大量脓性或米汤样恶臭白带。②晚期有邻近器官受累或远处转移表现，末期出现恶病质。

2）体征。

3）辅助检查：如宫颈刮片细胞学检查、碘试验、阴道镜检查、宫颈和宫颈管活组织检查、宫颈锥切术病检等。

（2）完整诊断：宫颈癌，病理分型，细胞分化程度分级，临床分期，并发症。

9. 鉴别诊断

（1）宫颈糜烂或宫颈息肉：均可引起接触性出血，应做宫颈刮片、阴道镜检查等，最后做活检以除外癌变。

（2）宫颈结核：局部见多个溃疡，甚至菜花样赘生物，需与宫颈癌相鉴别，宫颈活检是唯一可靠的鉴别方法。

（3）宫颈乳头状瘤：为良性病变，多见于妊娠期，表现为接触性出血和白带增多，外观乳头状或菜花状，经活检除外癌变，即可确诊。

（4）子宫内膜异位症：有时宫颈有多个息肉样病变，甚至波及穹隆部，肉眼不易鉴别，需经病理检查才可确诊。此外，子宫内膜癌转移宫颈必须与原发性宫颈腺癌相鉴别。

10. 处理　应根据临床分期、患者年龄、全身情况、设备条件和医疗技术水平决定治疗措施，常用的方法有手术、放疗及化疗等综合应用。

（1）手术治疗

1）适应证：ⅠA～ⅡB早期患者，无严重内外科合并症，无手术禁忌证，年龄不限，需根据全身情况能否耐受手术而定；肥胖患者根据术者经验及麻醉条件而定。

2）手术方法：①ⅠA1期：全子宫切除术，卵巢正常者应予保留；或可行宫颈锥切术；②ⅡA2～ⅡB早期：广泛性子宫切除术及盆腔淋巴结清扫术，卵巢正常者应予保留。

（2）放射治疗

1）适应证：①ⅡB晚期、Ⅲ、Ⅳ期患者；②不能耐受手术患者

2）方法：放射治疗包括腔内及体外照射。早期病例以腔内放疗为主，体外照射为辅。晚期则以体外照射为主，腔内放疗为辅。腔内照射用于控制局部病灶，体外照射用以治疗盆腔淋巴结及宫旁组织等处的病灶。

3）放疗并发症：有放射性直肠炎和膀胱炎。近期反应多能自愈；远期反应均在1～3年出现，主要为缺血引起直肠溃疡、狭窄及血尿，甚至形成直肠阴道瘘及膀胱阴道瘘等。

4）放疗并发症预防措施：避免放疗过量及正确放置放射源。

（3）手术及放射综合治疗适应证：①宫颈较大病灶，术前先放疗，待癌灶缩小后再行手术；②术后证实淋巴结或宫旁组织有转移或切除残端有癌细胞残留，放疗作为术后的补充治疗。

（4）化疗

1）适应证：①主要用于晚期或复发转移的患者；②近年也采用化疗作为手术或放疗的辅助治疗，用以治疗局部巨大肿瘤。

2）化疗药物：以顺铂疗效较好，一般采用联合化疗。①治疗鳞癌：PVB 方案（顺铂、长春新碱与博来霉素）与 BIP 方案（博来霉素、异环磷酰胺与顺铂）；②治疗腺癌：PM 方案（顺铂与丝裂霉素）与 FIP 方案（氟尿嘧啶、异环磷酰胺与顺铂）。

3）化疗途径：可采用静脉或介入化疗（超选择性动脉灌注化疗）。

11. 随访

（1）随访时间

1）出院后第 1 年：出院后 1 个月行第 1 次随访，以后每隔 2～3 个月复查 1 次。

2）出院后第 2 年：每 3～6 个月复查 1 次。

3）出院后第 3～5 年：每半年复查 1 次。

4）第 6 年：开始每年复查 1 次。

（2）随访内容：除临床检查外，应定期进行胸透和血常规检查。

【复习思考题】

1. 试述宫颈癌的病理及转移途径。

2. 宫颈癌有哪些临床表现？

3. 宫颈癌的处理原则是什么？

内容三　子宫肌瘤

一、病史采集要点

1. 现病史

（1）主要症状：有无月经周期缩短、经量增多、经期延长、持续性或不规则阴道流血或脓血性排液等。

（2）伴随症状：是否有腹部胀大、头晕、乏力、白带增多、腹痛、腰酸、下腹坠胀、尿频、排尿障碍、尿潴留、排便困难、不孕等。

（3）病情演变：何时出现以上症状，其发展演变过程如何。

（4）诊疗情况：在何处就诊过，做过何种检查，用何种药物及疗效如何。

（5）一般情况：精神、体力、饮食、大小便如何。

2. 其他相关病史

（1）有无药物过敏史及输血史。

（2）既往有无特殊病史（乳腺疾病史、服用避孕药及激素替代治疗等）。

（3）个人史：年龄、职业，有无吸烟及吸毒史。

（4）月经史及孕产史，采用何种方法避孕。

3. 体查要点

（1）体温、脉搏、呼吸、血压、体位、神志。

（2）一般情况，有无贫血。

（3）体查注意下腹部能否扪及包块，妇科检查阴道内有无脱出物，子宫是否增大、质地如何。

4. 辅助检查报告单展示

（1）血常规，Hb、RBC 计数、血细胞比容（HCT）等减少。

（2）B 型超声检查：子宫增大，形态失常，宫体或宫颈部位肌壁间可显示出单个或多个低回声区，或黏膜层或浆膜层突出。

二、主要知识内容

1. 子宫肌瘤的分类

（1）按部位分类

1）子宫体肌瘤：占 92%。

2）子宫颈肌瘤：占 8%。

（2）根据肌瘤发展过程中与子宫肌壁的关系分类：

1）肌壁间肌瘤：肌瘤位于子宫肌壁内，周围均被肌层包围。

2）浆膜下肌瘤：肌瘤向子宫浆膜面生长，突起在子宫表面。

3）黏膜下肌瘤：肌瘤向子宫黏膜方向生长，

突出于宫腔，仅由黏膜层覆盖。

2. 病理

（1）巨检：球形实质性肿瘤，一般呈白色、质硬，切面呈旋涡状结构，肌瘤外表有被压缩的肌纤维束和结缔组织构成的假包膜覆盖。

（2）镜检：子宫肌瘤来自子宫肌层的平滑肌细胞或肌层的血管壁平滑肌细胞。平滑肌纤维相互交叉，其间掺有少量结缔组织。

3. 肌瘤变性　当肌瘤失去原有典型结构时称肌瘤变性。常见变性有：

（1）玻璃样变性（透明样变）。

（2）囊性变。

（3）红色变。

（4）恶性变：主要为肉瘤样变。

（5）钙化。

4. 临床表现

（1）症状：主要和肌瘤的生长部位有关，而与肌瘤大小和个数关系较小。

1）月经改变：为最常见症状。①大的肌壁间肌瘤使月经周期缩短、经量增多、经期延长、不规则阴道流血等；②黏膜下肌瘤常为月经过多，随肌瘤渐大，经期延长；③一旦肌瘤发生坏死、溃疡、感染时，则有持续性或不规则阴道流血或脓血性排液等；④浆膜下肌瘤及肌壁间小肌瘤常无明显月经改变。

2）腹块：患者常自诉腹部胀大，下腹正中扪及块物。当清晨膀胱充盈将子宫推向上方时更易扪及，质地坚硬，形态不规则。

3）白带增多：肌壁间肌瘤使宫腔面积增大，内膜腺体分泌增多，并伴有盆腔充血致使白带增多；悬吊于阴道内的黏膜下肌瘤，其表面易感染、坏死，产生大量脓血性排液及腐肉样组织排出，伴臭味。

4）腹痛、腰酸、下腹坠胀：浆膜下肌瘤蒂扭转时出现急性腹痛。肌瘤红色变时，腹痛剧烈且伴发热。下腹坠胀、腰酸背痛常见，且经期加重。

5）压迫症状：肌瘤压迫膀胱出现尿频、排尿障碍、尿潴留等；压迫输尿管可致肾盂积水；压迫直肠可致排便困难等。

6）不孕：可能是肌瘤压迫输卵管使之扭曲，或使宫腔变形，妨碍受精卵着床。

7）继发性贫血：长期月经过多导致继发性贫血，严重时有全身乏力，面色苍白、气短、心悸等症状。

（2）体征：与肌瘤大小、位置、数目以及有无变性有关。

1）肌瘤较大,在腹部扪及质硬、不规则、结节状块物。

2）妇科检查：①肌壁间肌瘤子宫常增大，表面不规则、单个或多个结节状突起；②浆膜下肌瘤可扪及质硬、球状块物与子宫有细蒂相连，活动；③黏膜下肌瘤，子宫多为均匀增大,有时宫口扩张；肌瘤位于宫口内或脱出在阴道内，呈红色、实质、表面光滑；伴感染则表面有渗出液覆盖或溃疡形成，排液有臭味。

5. 辅助检查

（1）B超检查：子宫增大，形态失常，宫体或宫颈部位肌壁间可显示出单个或多个低回声区，或向新膜层或向紫膜层突出。

（2）探宫腔及诊断性刮宫。

（3）宫腔镜检查。

（4）腹腔镜检查。

6. 诊断

（1）诊断依据：①月经周期缩短、经量增多、经期延长、不规则阴道流血等。②严重时有全身乏力、面色苍白、气短、心悸等症状。③白带增多、腰酸背痛、尿频、排尿障碍、尿潴留、排便困难及不孕等。④腹部扪及包块，妇科检查子宫增大、凸凹不平、质硬。⑤B型超声检查等提示。

（2）诊断：子宫肌瘤部位，单发或多发，有无变性，有无贫血等并发症。

7. 鉴别诊断

（1）妊娠子宫：妊娠时有停经史、早孕反应，子宫随停经月份增大、质软等，尿或血 HCG（ + ），B 型超声检查宫内见孕囊。

（2）卵巢肿瘤：一般无月经改变，多为偏于一侧的囊性肿块，能与子宫分开。实质性卵巢肿瘤可误认为是带蒂浆膜下肌瘤；肌瘤囊性变可被误诊为卵巢囊肿。

（3）子宫腺肌病及腺肌瘤：子宫腺肌病时，子宫常均匀性增大，腺肌病及腺肌瘤患者多数有继发性痛经，且进行性加重；子宫很少超过 2～3 个月妊娠大小，且有经期子宫增大、经后缩小的特征。

（4）盆腔炎性块物：常有盆腔感染病史。块物边界不清，与子宫粘连或不粘连，有压痛，抗炎治疗后症状、体征好转。

（5）子宫畸形：双子宫或残角子宫易误诊为子宫肌瘤。子宫畸形自幼即有，无月经改变等。B 型超声检查、腹腔镜检查、子宫输卵管造影可协助诊断。

8. 治疗　必须根据患者年龄、生育要求、症状、肌瘤大小等情况全面考虑。

（1）随访观察：若肌瘤小且无症状，通常不需治疗，尤其近绝经年龄患者。

（2）药物治疗：肌瘤在2个月妊娠子宫大小以内，症状不明显或较轻，近绝经年龄及全身情况不能手术者，均可给予药物对症治疗。

1）雄激素：可对抗雌激素，使子宫内膜萎缩，直接作用于平滑肌，使其收缩而减少出血，并使近绝经期患者提早绝经。常用药物：丙酸睾酮或甲基睾丸素，每月总量不超过300mg，以免引起男性化。

2）促性腺激素释放激素类似物（GnRH-α）：可抑制垂体、卵巢功能，降低雌激素水平，适用于治疗小肌瘤（≤2个月妊娠子宫大小）、经量增多或周期缩短、更年期或近绝经期患者。

3）拮抗孕激素药物：米非司酮，与孕激素竞争受体，拮抗孕激素作用。10mg口服，每日1次，连服3个月。不宜长期服用，以防其拮抗糖皮质激素的副作用。

（3）手术治疗：若肌瘤大于2.5个月妊娠子宫大小或症状明显致继发贫血者，常需手术治疗。手术方式有开腹或腹腔镜手术。

1）肌瘤切除术：适用于35岁以下未婚或已婚未生育、希望保留生育功能的患者。

2）子宫切除术：肌瘤较大，症状明显，经药物治疗无效，不需保留生育功能，或疑有恶变者，可行子宫次全切除术或子宫全切除术。50岁以下、卵巢外观正常者可保留卵巢。

（4）介入栓塞治疗。

【复习思考题】

1. 子宫肌瘤的分类有哪几种？

2. 说出各类子宫肌瘤的不同临床表现及诊断方法？

3. 子宫肌瘤的治疗原则是什么？

内容四 子宫内膜癌

一、病史采集要点

1. 现病史

（1）主要症状：有无阴道流血或阴道排液等。

（2）伴随症状：是否有疼痛、贫血、消瘦、恶病质、发热及全身衰竭等。

（3）病情演变：何时出现以上症状，其发展演变过程如何。

（4）诊疗情况：在何处就诊过，做过何种检查，用何种药物及疗效如何。

（5）一般情况：精神、体力、饮食、大小便如何。

2. 其他相关病史

（1）有无药物过敏史。

（2）既往有无特殊病史（避孕药服用史、肥胖、高血压、糖尿病、不孕、少孕或患有功能性卵巢瘤等）。

（3）个人史：年龄、职业，有无吸烟及吸毒史。

（4）月经史及孕产史：既往月经、妊娠分娩史；采用何种方法避孕。

3. 体查要点

（1）体温、脉搏、呼吸、血压、体位、神志。

（2）一般情况，有无贫血。

（3）妇科检查：注意子宫是否增大变软，宫腔是否有流液、流脓及异常组织物排出。

4. 辅助检查报告单展示

（1）B 超（典型内膜癌声像图）：子宫增大或绝经后子宫相对增大，宫腔内见实质不均的回声区，形态不规则，宫腔线消失，有时见肌层内不规则回声紊乱区，说明浸润肌层。

（2）宫腔镜检查：直视下见子宫内膜呈弥漫型及局灶型病变，表现为菜花样或息肉状。多见于宫底部内膜，尤其两宫角处更多见。

（3）子宫内膜病理检查：子宫内膜高（或中、低）分化腺癌，多见。

二、主要知识内容

1. 病因

（1）雌激素的长期刺激：导致子宫内膜增生过长或不典型增生。

（2）体质因素：肥胖、高血压、糖尿病、未婚、少产的妇女。

（3）绝经后延与晚绝经（>52岁）。

（4）遗传因素：20%子宫内膜癌的患者有一定的家族史。

2. 发病机制

（1）雌激素依赖型：分化较好，预后良。多发生于年轻女性。

（2）非雌激素依赖型：分化差，癌周内膜多萎缩。常见于年老、体瘦者。

3. 病理特点

（1）巨检：病变多见于宫底部，尤其两角更多见，其次是子宫后壁，根据病变形态及范围分两种。

1）弥漫型：子宫内膜大部或全部为癌组织侵犯，癌灶常呈不规则菜花状从内膜表层长出并突向于宫腔内，癌组织灰白或淡黄色，表面有出血、坏死，有时形成溃疡。累及面广，但很少浸润肌层，如晚期侵犯肌壁或累及宫颈管，一旦阻塞宫颈管将导致宫腔积脓。

2）局灶型：癌灶局限于宫腔小部分，多见宫底部或宫角部，呈息肉或小菜花状，表面有溃疡，易出血。极早期病变很小，诊刮可能将其刮净。局灶型易侵犯肌层。

（2）镜检：由多种细胞类型。

1）内膜样腺癌：较常见，占 80%。三级分类法：Ⅰ级：高分化腺癌；Ⅱ级：中分化腺癌；Ⅲ级：低分化或未分化腺癌。

2）腺癌伴鳞状上皮分化（良性、恶性、不典型增生）。

3）浆液性腺癌：约占 10%，恶性程度很高，易广泛累及肌层、腺管及淋巴转移；无肌层浸润时，也可发生腹膜转移，多见于年老的晚期患者。

4）透明细胞癌：约占 40%，恶性程度较高，易早期转移。

4. 转移途径　内膜癌生长较缓慢，局限于内膜的时间较长，但也有极少数发展较快，转移途径有3种。

（1）直接蔓延：癌灶初期可沿子宫内膜蔓延，向下至宫颈管及阴道，向上经宫角至输卵管，也可侵犯肌层至浆膜面而延及输卵管、卵巢，并广泛种植在盆腔、腹腔。

（2）淋巴转移：为内膜癌的主要转移途径，与癌灶生长的部位有关。

（3）血行转移：少见，晚期经血行转移至肺、肝、骨等处。

5. 临床分期　子宫内膜癌临床分期及手术-病理分期（略）。

6. 临床表现

（1）症状

1）阴道流血：特点是绝经后出血，至于尚未绝经者则表现为不规则阴道流血，量一般不多，有的仅表现经期延长。

2）阴道排液：阴道分泌物多，早期为水样、浆液性或血性。晚期合并感染则有脓血性排液，并有恶臭。

3）疼痛：疼痛在内膜癌患者并不多见。晚期癌组织侵犯周围组织或压迫神经引起腰骶、下腹痛，并向下肢放射。癌灶侵犯宫颈，堵塞、合并感染者宫腔积脓，出现下腹痛。

4）全身症状：晚期有贫血、消瘦、恶病质、发热及全身衰竭等。

（2）体征

1）早期：妇科检查无明显异常。

2）晚期：子宫增大、软，癌组织自宫口脱出，质脆、触之出血。

3）合并宫腔积脓：子宫明显增大、极软。

4）癌灶向周围侵犯：子宫固定，宫旁或盆腔内可扪及结节状物。

7. 辅助检查

（1）B 型超声检查：早期，虽然子宫大小正常，但宫腔线紊乱中断。典型内膜癌声像图：子宫增大或绝经后子宫相对增大，宫腔内见实质不均的回声区，形态不规则，宫腔线消失，有时见肌层内不规则回声紊乱区，说明浸润肌层。

（2）分段诊刮：提示子宫内膜癌变及类型，是确诊子宫内膜癌最常用、最可靠的方法。

（3）宫腔镜检查：直视下见子宫内膜呈弥漫型及局灶型病变，表现为菜花样或息肉状。多见于宫底部内膜，尤其两宫角处更多见。

（4）细胞学检查：从穹隆处及宫口处取材，涂片寻找癌细胞阳性率不高。用吸管或宫腔刷放入宫腔吸取分泌物涂片阳性率可达 90%。最后确诊仍须根据病理结果。

（5）CT、MRI：主要用于观察宫腔、宫颈部病变，特别是肌层的浸润的深度，以及淋巴结转移等，但小于 2cm 直径的淋巴结难以确认。

（6）血清癌抗原 125（CA125）检测：>35μg/L。

8. 诊断

（1）诊断依据：①绝经后或围绝经期妇女有不规则阴道流血；伴或不伴有阴道排液增多，有时有恶臭气味；腰痛、下腹痛；甚至有贫血、消瘦、恶病质、发热及全身衰竭等；②B型超声检查：典型内膜癌声像图改变；③细胞学检查：宫腔分泌物涂片阳性；④宫腔镜检查：见子宫内膜呈弥漫型及局灶型病变，表现为菜花样或息肉状；⑤分段诊刮病检：提示子宫内膜癌变及类型；⑥血清 CA125 检测：>35μg/L；⑦CT、MRI 等检查帮助诊断及分期。

（2）诊断：子宫内膜癌，病理类型，临床分期，并发症。

9. 鉴别诊断

（1）绝经过渡期功能失调性子宫出血：尤其是与未绝经的子宫内膜癌患者相鉴别。表现为不规则流血，分段诊刮确诊。

（2）老年性阴道炎：血性白带，阴道壁充血，黏膜下散在出血点，子宫内膜癌阴道壁正常，应注意两者并存。

（3）黏膜下肌瘤、内膜息肉：月经过多、经期长、诊刮、宫腔镜、B超有助诊断。

（4）原发性输卵管癌：阴道排液、流血及下腹痛，诊刮阴性，B超有助鉴别。

（5）老年性子宫内膜炎合并宫腔积脓：排液多，紫液性、脓性或脓血性，刮宫后病检即可诊断。

（6）宫颈管癌及子宫肉瘤：不规则流血及排液。颈管癌位于宫颈管内，宫颈活检及分段诊刮能鉴别。

10. 治疗原则　应根据其子宫大小、肌层是否被癌浸润、宫颈管是否累及、癌细胞分化程度及患者全身情况而定，主要治疗为手术、放疗、药物治疗，可单用或综合应用。

（1）手术治疗：为首选的治疗方法。

1）Ⅰ期：筋膜外全子宫+双附件切除术，不做淋巴结清扫。

2）Ⅰ期特殊病理类型：子宫内膜样癌 G3、浆液性腺癌、鳞形细胞癌；浸润肌层＞1/2；病灶累及宫腔＞50%；子宫峡部受累；肿瘤＞2cm。应做全子宫+双附件切除术+淋巴结清扫。

3）Ⅱ期：广泛子宫切除术及双侧盆腔淋巴结、腹主动脉旁淋巴结清除术，进腹腔取腹水或腹腔冲洗液离心找癌细胞。

（2）手术+放疗

1）Ⅰ期：腹水中找到癌细胞或深肌层有侵犯，淋巴结可疑或转移，术后需加放疗。

2）Ⅱ期、Ⅲ期：根据病灶大小可在术前加用腔内照射或外照射。放疗结束后 1～2 周内手术，体外照射结束后 4 周手术。

（3）放疗：腺癌虽不敏感，老年人有合并症不能胜任手术者与Ⅲ、Ⅳ期不宜手术者，均可考虑放射治疗。

（4）孕激素治疗：晚期或复发癌患者、不能手术切除或年轻患者、要求保留生育功能者，可考虑用孕激素治疗。用药剂量要大，至少用 10～12 周才能评价有无效果。

（5）抗雌激素制剂治疗：他莫昔芬为一种非固醇类抗雌激素类药物，并有微弱雌激素作用，也可治疗子宫内膜癌。

（6）化疗：晚期不能手术或治疗后复发者。常用化疗药物有顺铂（DDP）、紫杉醇（PP）、氟尿嘧啶（5-FU）、环磷酰胺（CTX）、丝裂霉素（MMC）等。子宫内膜浆液性癌患者手术后应给予化疗，化疗方法同卵巢上皮性癌。

11. 随访

（1）随访时间：术后 2 年内每 3～6 个月 1 次；术后 3～5 年每 6～12 个月 1 次。

（2）随访内容：盆腔检查、阴道细胞学涂片检查、胸片（6～12 个月 1 次）、CA125、CT、MRI 等。

【复习思考题】

1. 子宫内膜癌的病因有哪些?

2. 子宫内膜癌的临床表现有哪些? 如何确诊?

3. 子宫内膜癌的治疗原则是什么?

内容五 卵巢肿瘤

一、病史采集要点

1. 现病史

(1)发病情况:缓慢或急骤起病。

(2)主要症状:腹胀、腹部包块、腹水等症状特点及出现时间(病程的长短)。

(3)其他症状:是否有不规则阴道流血、腹痛,是否纳差、消瘦。

(4)病情发展。

(5)诊疗情况:在何处就诊过,做过何种检查,用何种药物及疗效如何。

(6)一般情况:精神、体力、饮食、大小便如何,体重有何变化。

2. 其他相关病史

(1)既往史:有无盆腔包块病史。

(2)个人史:饮食情况(饮食中是否胆固醇含量过高)、职业史。生育史:是否少孕,是否应用促排卵药物,是否用避孕药避孕。

（3）家族史：家族中是否有卵巢肿瘤病史。

3. 体查要点

（1）体重、一般情况、浅表淋巴结。

（2）腹部：是否有包块及包块性质，有无移动性浊音。

（3）妇查：双合诊：宫颈、宫体、附件区包块情况（大小、质地、边界、形态、活动度、表面是否光滑、与周围的关系、是否有压痛）-三合诊：直肠黏膜是否光滑，指套上是否有血迹，盆腔包块与直肠的关系。

4. 辅助检查报告单

（1）B超良性者，子宫一侧包块多为液性暗区，可有间隔光带，边缘清晰。恶性者，液性包块内有杂乱光团，包块界限不清，如为实性包块，则包块回声杂乱。

（2）肿瘤标志物检查

血CA125：升高对卵巢上皮性癌尤其浆液性囊腺癌具有特异性。

血AFP：高值对卵巢内胚窦瘤具有特异性。

血HCG：升高对卵巢原发绒癌具有特异性。

（3）腹水细胞学检查：见癌细胞。

二、主要知识内容

1. 临床特点

（1）卵巢良性肿瘤

1）早期：常无症状，在妇科检查时偶然发现。

2）中等大时：常感腹胀或腹部扪及肿块，逐渐增大，块物边界清楚。妇科检查在子宫一侧或双侧触及球形肿块，囊性或实性，表面光滑，与子宫无粘连，蒂长者活动良好。

3）若肿瘤大至占满盆、腹腔时有占位表现：出现压迫症状，如尿频、便秘、气急、心悸等，腹部隆起，块物活动度差，叩诊呈实音，无移动性浊音。

（2）卵巢恶性肿瘤

1）早期：常无症状，仅因其他原因做妇科检查偶然发现。

2）症状：常表现为腹胀、腹部肿块及腹水（上皮性恶性肿瘤常伴腹水）。症状轻重取决于：①肿瘤的大小、位置、侵犯邻近器官的程度；②肿瘤的组织学类型；③有无并发症；④有无压迫症状；⑤是否为卵巢功能性肿瘤；⑥是否有恶病质征象。

3）体查：三合诊检查在阴道后穹隆触及盆腔内散在质硬结节，肿块多为双侧，实性或半实性，表面高低不平，固定不动，常伴有腹水。有时在腹股沟、腋下或锁骨上可触及肿大淋巴结。

2. 并发症

（1）卵巢肿瘤蒂扭转：好发于瘤蒂长、中等大、活动度好、重心偏于一侧的肿瘤，如畸胎瘤。突发一侧下腹持续性疼痛，改变体位可能好转；易破裂和感染；为常见妇科急腹症，一经确诊急诊手术。

（2）破裂：妇科急腹症。为自发性与外伤性。疑卵巢肿瘤破裂，应立即剖腹探查，术中应注意是否肿瘤恶变。

（3）感染：较少见，多因肿瘤蒂扭转或破裂所致。一般先抗感染，然后手术；短期感染不能控制者，宜即刻手术。

（4）卵巢良性肿瘤恶变：早期不易发现。若肿块生长快，尤其是双侧卵巢肿瘤，应疑恶变，一经确诊，尽早手术。

3. 诊断

（1）据年龄、病史特点和体查，可初步做出卵巢肿瘤诊断，并对良、恶性做出判断。

（2）诊断有困难时，需行辅助检查。

1）B 超：①良性者，子宫一侧包块多为液性暗区，可有间隔光带，边缘清晰；②恶性者，液性包块内有杂乱光团，包块界限不清；如为实性包块，则包块回声杂乱。

2）盆腔 CT 或 MRI。

3）肿瘤标志物：①血 CA125：升高对卵巢上皮性癌、尤其是紫液性囊腺癌具有特异性；②血 AFP：高值对卵巢内胚窦瘤具有特异性；③血 HCG：升高对卵巢原发绒癌具有特异性。

4）腹水细胞学检查：见癌细胞。

5）腹腔镜检查：直接看到肿块大体情况，并对整个盆、腹腔进行观察，又可窥视横膈部位，在可疑部位进行多点活检，抽吸腹腔液行细胞学检查，用以确诊及术后监护，但巨大肿块或粘连性肿块，禁忌行腹腔镜检查。

4. 鉴别诊断

（1）卵巢良、恶性肿瘤之间的鉴别。

（2）卵巢良性肿瘤之间的鉴别：卵巢瘤样病变、输卵管卵巢囊肿、子宫肌瘤、妊娠子宫、腹水。

（3）卵巢恶性肿瘤之间的鉴别：子宫内膜异位症、盆腔结缔组织炎、结核性腹膜炎、生殖道以外的肿瘤、转移性卵巢癌。

5. 治疗

（1）卵巢良性肿瘤

1）原则：一经确诊，及时手术治疗。

2）手术方式：①年轻、单侧良性肿瘤：行患侧附件或卵巢切除术或卵巢肿瘤剥除术，保留对侧正常卵巢；②年轻、即使双侧肿瘤：应争取行卵巢肿瘤剥出术，以保留部分卵巢组织；③上皮性者，绝经后期妇女：行全子宫及双侧附件切除术；④非上皮性者，围绝经期妇女（年龄＞50岁）：行全子宫及双侧附件切除术。

3）除术中肉眼区分良、恶性外，必要时做冰冻切片组织学检查以确定手术范围。

4）必须完整取出肿瘤，以防囊液流出及瘤细胞种植于腹腔。巨大囊肿可穿刺放液，待体积缩小后取出。穿刺前须保护穿刺点周围组织，以防瘤细胞外溢。放液速度应缓慢，以免腹压骤降而发生休克。

（2）卵巢交界性肿瘤

1）早期（包括Ⅰ期和Ⅱ期）：全子宫+双附件切除。

2）年轻、希望保留卵巢功能及生育功能的Ⅰ期患者，可考虑行患侧附件切除或卵巢肿瘤剥出术，术后不必加用化疗或放疗。

3）晚期（包括Ⅲ期及Ⅳ期）：治疗方法同晚期卵巢癌。

（3）卵巢恶性肿瘤

1）治疗原则：手术为主，加用化疗、放疗的综合治疗。

2）手术起关键作用，尤其是首次手术更重要。一经疑为恶性肿瘤，应尽早剖腹探查。

3）手术范围

A.上皮性者：①Ⅰa、Ⅰb期，应做全子宫及双侧附件切除术；②Ⅰc期及其以上，同时行大网膜切除术；③晚期Ⅱ期及其以上，肿瘤细胞减灭术。符合下列条件的年轻患者可考虑保留对侧卵巢：①临床Ⅰa期，肿瘤分化好；②术中剖视对侧卵巢未发现肿瘤；③术后有条件严密随访。

B.非上皮性者：①Ⅰ期希望生育的年轻患者可行患侧附件切除术；②不希望生育者，应行全子宫及双侧附件切除术；③晚期肿瘤采用肿瘤细胞减灭术。

4）化疗：为主要的辅助治疗。

A.适应证：①用于预防复发；②用于手术未能全部切除者，患者可获暂时缓解，甚至长期存活；③用于已无法施行手术的晚期患者，化疗可使肿瘤缩小，为以后手术创造条件。

B.化疗方案：①上皮性：联合应用，并以铂类药物为主药；常用PP（紫杉醇、顺铂）方案及PC（顺铂、环磷酰胺）方案；根据病情，可采用静脉化疗或静脉化疗+腹腔内化疗；②非上皮性：恶性生殖细胞及性索间质肿瘤对化疗较敏感，常用

BEP（博来霉素、依托泊苷、顺铂）方案，VAC（长春新碱、放线菌素、环磷酰胺）方案及 BVP（博来霉素、长春新碱、顺铂）方案。

5）放疗：为手术和化疗的辅助治疗。无性细胞瘤对放疗最敏感，颗粒细胞瘤中度敏感。

（4）转移性卵巢肿瘤

1）手术治疗：全子宫及双附件切除术，并切除其他部位容易切除的肿瘤原发病灶。

2）化疗：根据原发肿瘤的特征，辅以相应的化疗。

6. 妊娠合并卵巢肿瘤　卵巢囊肿合并妊娠较常见，但恶性肿瘤很少妊娠。

（1）病理特点：妊娠合并良性肿瘤，以成熟囊性畸胎瘤及浆液性（或黏液性）囊腺瘤居多；恶性者以无性细胞瘤及浆液性囊腺癌为多。

（2）临床特点：妊娠合并卵巢肿瘤症状一般不明显，除非有并发症存在。

（3）卵巢肿瘤对妊娠的影响

1）早期妊娠时肿瘤嵌入盆腔可能引起流产。

2）中期妊娠时易并发蒂扭转。

3）晚期妊娠时肿瘤较大可导致胎位异常。

4）分娩时肿瘤易发生破裂，肿瘤位置低可梗阻产道导致难产。

（4）妊娠对卵巢肿瘤的影响：妊娠时盆腔充血，可能使肿瘤迅速增大，并促使恶性肿瘤扩散。

（5）诊断：早孕时三合诊即能查得；中期妊娠以后不易查得，需依靠病史及 B 型超声检查做出诊断。

（6）处理

1）早孕合并卵巢囊肿，等待至孕 3 个月后进行手术为宜，以免诱发流产。

2）孕晚期发现者，可等待至足月，临产后若肿瘤阻塞产道即行剖宫产，同时切除肿瘤。

3）若诊断或疑为卵巢恶性肿瘤，应尽早手术，其处理原则同非孕期。

【复习思考题】

1. 卵巢恶性肿瘤的临床表现有哪些？

2. 卵巢肿瘤的常见并发症是什么？

3. 卵巢良、恶性肿瘤如何鉴别？

4. 卵巢良、恶性上皮性肿瘤的治疗原则是什么？

见习十　妇科疾病讨论（三）

【目的要求】

掌握内分泌疾病（功血、PCOS、闭经、不孕症，滋养细胞的临床表现、诊断、治疗原则）。

【预习内容】

内分泌疾病（功血、PCOS、闭经），不孕症，滋养细胞疾病。

【学时数】

2 学时。

【见习内容】

内容一　内分泌疾病

疾病一　功能失调性子宫出血

一、病史采集要点

1. 现病史

（1）发病情况：缓慢或急骤起病，起病时间。

（2）可能的原因或诱因。

（3）主要症状：有无月经周期紊乱，经期延长（＞7 日）或经量过多（＞80ml）；有无继发贫血或休克；是否不孕。

（4）病情发展。

（5）诊疗情况：在何处就诊过，做过何种检查，用何种药物及疗效如何。

（6）一般情况：精神、体力、饮食、大小便如何，体重有何变化。

2. 其他相关病史

（1）既往史：有无胰岛素抵抗或糖尿病史，有无盆腔包块病史，平时用药情况。

（2）个人史：是否吸烟、酗酒，职业史。

（3）生育史：是否少孕，是否应用促排卵药物，是否用避孕药避孕。

（4）家族史：母亲、姐妹有无月经异常病史。

3. 体查要点

（1）一般情况、有无贫血、体温、血压、营养状态、体重。

（2）有无全身皮肤及黏膜出血点、甲状腺肿大、肝脏增大、肝肾区叩击痛等。

（3）妇科检查生殖器官有无畸形，阴道流血情况、子宫大小，有无盆腔包块。

二、主要知识内容

1. 概述　功血指由调节生殖的神经内分泌机制失常引起的异常子宫出血，需排除全身及生殖器官器质性疾病引起的异常子宫出血。

功血可分为无排卵性和有排卵性两类，有排卵性功血分为黄体功能不全及子宫内膜不规则脱落（即黄体萎缩不全）。其中无排卵性功血约占85%。

2. 病因及病理生理

（1）无排卵性功血

1）青春期：下丘脑-垂体-卵巢轴激素间的反馈调节尚未成熟，大脑中枢对雌激素的正反馈作用存在缺陷，FSH呈持续低水平，无促排卵性LH高峰形成，导致卵巢不能排卵。

2）绝经过渡期：卵巢功能不断衰退，卵巢对垂体促性腺激素的反应性低下，卵泡在发育过程中因退行性变而不能排卵。

3）生育期妇女：有时因应激等因素干扰也可发生无排卵。

（2）有排卵性功血

1）黄体功能不全：①神经内分泌调节功能紊乱，卵泡期FSH缺乏，卵泡发育缓慢，雌激素分泌减少，从而对垂体及下丘脑正反馈不足；②LH脉冲峰值不高及排卵峰后LH低脉冲缺陷使排卵后黄体发育不全，孕激素分泌减少；③卵巢本身发育不良，卵泡期颗粒细胞LH受体缺陷，排卵后颗粒细胞黄素化不良，孕激素分泌减少，从而使子宫内膜分泌反应不足；④有时黄体分泌功能正常，但维持时间短；⑤部分黄体功能不足的患者，可合并高催乳激素血症。

2）子宫内膜不规则脱落（黄体萎缩不全）：由于下丘脑-垂体-卵巢轴调节功能紊乱或溶黄体机制异常引起黄体萎缩不全，内膜持续受孕激素影响，以致不能如期完整脱落。

3. 子宫内膜病理

（1）无排卵性功血

1）子宫内膜增生症：①单纯型增生：发展为子宫内膜腺癌的几率仅约1%；②复杂型增生：约3%可发展为子宫内膜腺癌；③不典型增生：约1/3可发展为子宫内膜腺癌，不典型增生不属于功血范畴。

2）增生期子宫内膜。

3）萎缩性子宫内膜。

（2）有排卵性功血

1）黄体功能不全：分泌期内膜腺体呈分泌不良，间质水肿不明显或腺体与间质发育不同步。内膜活检显示分泌反应落后2日。

2）子宫内膜不规则脱落（即黄体萎缩不全）：于月经期第5～6日仍能见到呈分泌反应的子宫内膜。常表现为混合型子宫内膜，即残留的分泌期内膜与出血坏死组织及新增生的内膜混合共存。

4. 临床表现

（1）月经变化

1）无排卵性功血：子宫不规则出血为最常见的症状。特点是月经周期紊乱，经期长短不一，经量不定。根据出血的特点，可将异常子宫出血分为：①月经过多：周期规则，但经期延长（＞7日）或经量过多（＞80ml）；②经量过多：周期规则，经期正常，但经量过多；③子宫不规则过多出血：周期不规则，经期延长，经量过多；④子宫不规则出血：周期不规则，经期可延长而经量不太多。

2）有排卵性功血：①黄体功能不全者：月经周期缩短；有时月经周期虽在正常范围内，但卵泡期延长、黄体期缩短，使患者不易受孕或在孕早期流产；②黄体萎缩不全者：月经周期正常，但经期延长，长达9～10日，且出血量多。

（2）贫血，休克。

5. 诊断　功血的诊断是排除性诊断。需要排除的情况或疾病有妊娠相关出血、生殖器官肿瘤、感染、内科血液系统及肝肾重要脏器疾病，甲状腺疾病，生殖系统发育畸形，外源性激素及异物引起的异常子宫出血等。诊断依据如下：

（1）病史：详细了解异常子宫出血的类型、发病时间、病程经过、流血前有无停经史及以往治疗经过。注意患者的年龄、月经史、婚育史、避孕措施、激素类药物使用史及全身与生殖系统有无相关疾病，如肝病、血液病、甲状腺功能亢进或减退等。

（2）体格检查：妇科检查和全身检查，以排除生殖器官及全身性器质性病变。

（3）辅助检查

1）B 型超声检查：子宫正常大小或稍大，质正常，盆腔无其他异常。

2）诊刮：①其目的一是止血，二是明确子宫内膜病理诊断；②对年龄大于 35 岁、药物治疗无效或存在子宫内膜癌高危因素的异常子宫出血患者，应通过诊刮排除子宫内膜病变；③对未婚患者，若激素治疗失败或疑有器质性病变，也应经患者或其家属知情同意后考虑诊刮；④诊刮时间：无排卵性功血可选择月经来潮前或出血期；黄体功能不全者选择在月经来潮前；黄体萎缩者选择在月经第5～6 天。

3）宫腔镜检查：在宫腔镜直视下，选择病变区进行活检可诊断宫腔病变，如子宫内膜息肉、子宫内膜下肌瘤、子宫内膜癌等。

4）基础体温测定：①无排卵型功血表现为单相；②有排卵型功血为双相：黄体功能不全者高温相小于 11 日；③子宫内膜不规则脱落者高温相下降缓慢。

5）激素测定：经前测定血孕酮值，若为卵泡期水平为无排卵，测定血催乳激素水平及甲状腺功能以排除其他内分泌疾病。

6）妊娠试验：有性生活史者应做妊娠试验，以排除妊娠及妊娠相关疾病。

7）宫颈细胞学检查：用于排除宫颈癌及其癌前病变。

8）宫颈黏液结晶检查。

9）血红细胞计数及血细胞比容：了解患者贫血情况。

10）凝血功能测定：血小板计数，出、凝血时间，凝血酶原时间，活化部分凝血酶原时间等。

6. 鉴别诊断

（1）异常妊娠或妊娠并发症：如流产、异位妊娠、葡萄胎、子宫复旧不良、胎盘残留、胎盘息肉等。

（2）生殖器官肿瘤：如子宫内膜癌、宫颈癌、滋养细胞肿瘤、子宫肌瘤、卵巢肿瘤等。

（3）生殖器官感染：如急性或慢性子宫内膜炎、子宫肌炎等。

（4）性激素类药物使用不当及宫内节育器或异物引起的子宫不规则出血。

（5）全身性疾病：如血液病、肝肾衰竭、甲状腺功能亢进或减退等。

7. 无排卵性功血治疗

（1）原则

1）青春期及生育期患者：以止血、调整周期、促排卵为主。

2）绝经过渡期患者：以止血、调整周期、减少经量、防止子宫内膜病变为治疗原则。

（2）一般治疗：纠正贫血，严重贫血需输血。流血时间长者，给予抗生素预防感染。出血期间应加强营养，避免过度劳累，保证充分休息。

（3）药物治疗：为功血的一线治疗。常采用性激素止血和调整月经周期。出血期可辅以促进凝血和抗纤溶药物，促进止血。

1）性激素联合用药止血

A. 适应证：出血量不太多、仅轻度贫血的青春期功血患者。

B. 方法：可于月经第 1 天即口服复方低剂量避孕药共 21 天，停药 7 天，共 28 天为 1 周期。连续 3～6 个周期。对急性大出血者，可采用复方单相口服避孕药，每 6～8 小时 1 片，血止后渐渐减量直至维持量（每日 1 片），共 20 日停药。也可在雌、孕激素联合的基础上，加用雄激素，以达到加速止血的目的。

2）调整月经周期：连续 3 个周期为 1 个疗程。

目的：①青春期及生育期患者需恢复正常的内分泌功能，以建立正常月经周期；②绝经过渡期患者：起到控制出血、预防子宫内膜增生症的发生。

A. 雌、孕激素序贯法：即人工周期。适应于青春期功血或生育期功血内源性雌激素水平较低者。

B. 雌、孕激素联合法（口服避孕药）：适应于生育期功血内源性雌激素水平较高者或绝经过渡期功血。

C. 后半周期疗法：适应于青春期或绝经过渡期功血

（4）手术治疗

1）刮宫术：适用于急性大出血或存在子宫内膜癌高危因素的功血患者。

2）子宫内膜切除术：宫腔镜下手术。适应于经量多的绝经过渡期功血和经激素治疗无效且无生育要求的生育期功血。

3）子宫切除术：患者经药物治疗效果不佳，并了解了所有治疗功血的可行方法后，可由患者和家属知情选择接受子宫切除。

8. 有排卵性功血的治疗

（1）黄体功能不全

1）促进卵泡发育：①卵泡期使用低剂量雌激

素：月经第 5 日起每日口服妊马雌酮 0. 625mg 或 17β 雌二醇 1mg，连用 5～7 天。②氯米芬：月经第 5 日始每日口服 50mg，连用 5 天。

2）促进月经中期 LH 峰形成：监测到卵泡成熟时，使用绒促性素 5000～10 000U 1 次或分两次肌内注射。

3）黄体功能刺激疗法：基础体温上升后起，隔日肌内注射 HCG1000～2000U，连注射 5 次。

4）黄体功能替代疗法：排卵后起每日肌内注射黄体酮 10mg，连用 10～14 天，补充黄体分泌孕酮的不足。

5）黄体功能不足合并高催乳激素血症：溴隐亭每日 2.5～5.0mg。

（2）黄体萎缩不全

1）孕激素：自排卵后第 1～2 日或下次月经前 10～14 日起，甲羟孕酮每日 10mg，连用 10 天。有生育要求者可肌内注射黄体酮注射液。无生育要求者可口服单相口服避孕药，自月经周期第 5 日始，每日 1 片，22 天为 1 周期。

2）绒促性素：用法同黄体功能不足，HCG 有促进黄体功能的作用。

【复习思考题】

1. 功血的定义是什么？可分为哪两类？

2. 无排卵性功血的病理类型有哪些?

3. 无排卵性功血的治疗原则是什么?

疾病二 多囊卵巢综合征

一、病史采集要点

1. 现病史

（1）发病情况：缓慢或急骤起病，起病时间。

（2）可能的原因或诱因。

（3）主要症状：有无月经失调（月经稀发、过少、闭经），是否不孕，是否多毛、痤疮、黑棘皮症，是否肥胖。

（4）病情发展。

（5）诊疗情况：在何处就诊过，做过何种检查，用何种药物及疗效如何。

（6）一般情况：精神、体力、饮食、大小便如何，体重有何变化。

2. 其他相关病史

（1）既往史：有无胰岛素抵抗或糖尿病史，有无盆腔包块病史。

（2）个人史：饮食情况（饮食中是否胆固醇含量过高），职业史。

（3）生育史：是否少孕，是否应用促排卵药物，是否用避孕药避孕。

（4）家族史：家族中是否有卵巢肿瘤病史。

3. 体查要点

（1）血压、营养状态、体重、皮肤。

（2）有无多毛、痤疮。

（3）妇科检查阴毛分布情况、子宫大小、卵巢情况。

4. 辅助检查报告单展示

（1）B 型超声检查：子宫小于正常；双侧卵巢增大，可见项链征。连续监测未见主导卵泡发育及排卵迹象。

（2）诊断性刮宫：经前数日或月经来潮 6 小时内诊刮，子宫内膜呈增生期或不同程度增生，无分泌期变化。

二、主要知识内容

1. 定义　多囊卵巢综合征（PCOS）是一种发病多因性、临床表现呈多态性的内分泌综合征，以雄激素过多和持续无排卵为临床主要特征，是导致生育期妇女月经紊乱最常见的原因之一。

2. 内分泌特征

（1）雄激素过多。

（2）雌酮过多。

（3）促性腺激素比率失常。

（4）胰岛素过多。

3. 病理

（1）卵巢的变化

1）巨检：双侧卵巢均匀性增大，为正常妇女的 2~5 倍，包膜增厚，呈灰白色，切面可见许多直径<1cm 的囊性卵泡。

2）显微镜检：白膜增厚、硬化。皮质表层纤维化，细胞少，可有显著的血管存在。白膜下含有很多闭锁卵泡和处于不同发育期卵泡及其黄素化，卵巢间质有时可见黄素化间质细胞。但无成熟卵泡生成及排卵迹象。

（2）子宫内膜变化：因无排卵，子宫内膜长期受雌激素刺激，呈现不同程度的增生，甚至呈不典型增生；长期无排卵增加子宫内膜癌的发生率。

4. 临床表现

1）月经失调：为 PCOS 患者主要症状，先有月经稀发或过少后闭经。

2）不孕：生育期妇女因排卵障碍及月经失调而导致不孕。

3）多毛、痤疮：由高雄激素引起。

4）肥胖：50%以上 PCOS 患者肥胖（体重指数>25）。

5）黑棘皮症：由雄激素过多引起。

5. 辅助检查

（1）基础体温测定：多表现为单相。

（2）B 型超声检查：子宫小于正常；双侧卵巢增大，可见项链征。连续监测未见主导卵泡发育及排卵迹象。

（3）诊断性刮宫：经前数日或月经来潮 6 小时内诊刮，子宫内膜呈增生期或不同程度增生，无分泌期变化。年龄＞35 岁的患者应常规行诊断性刮宫，以早期发现子宫内膜不典型增生或子宫内膜癌。

（4）腹腔镜检查：见卵巢增大，包膜增厚，表面光滑，呈灰白色，有新生血管。包膜下显露多个卵泡，但无排卵征象（排卵孔、血体或黄体）。腹腔镜下取卵巢组织送病理检查，可确诊。

（5）激素测定

1）血清卵泡刺激素（FSH）、促黄体生成激素（LH）测定：LH/FSH≥2～3。LH 无周期性排卵前峰值出现。

2）血清睾酮、双氢睾酮、雄烯二酮浓度测定：睾酮水平超过正常范围上限 2 倍，脱氢表雄酮（DHEA）、脱氢表雄酮硫酸盐（DHEA-S）浓度正常或轻度升高。

3）尿 17-酮类固醇：正常或轻度升高。正常时提示雄激素来源于卵巢；升高时提示肾上腺功能充进。

4）血清雌激素测定：雌二醇为正常值或稍增高，缺乏周期性变化，$E_1/E_2>1$，高于正常周期。

5）血清催乳激素（PRL）测定：部分患者血清PRL轻度增高。

6）其他：PCOS尤其肥胖患者，应测定空腹血糖及口服葡萄糖耐量试验（OGTT），有条件时测定空腹胰岛素水平（正常＜20mU/L）及葡萄糖负荷后血清胰岛素（正常＜150mU/L）。

6. 诊断

（1）根据临床表现和辅助检查不难诊断。

（2）主要诊断标准

1）持续无排卵。

2）高雄激素。

3）高雄激素的临床特征。

4）排除其他病因。

（3）次要诊断标准

1）胰岛素抵抗。

2）LH/FSH 比率≥2～3。

3）与高雄激素相关的间隙性无排卵。

4）多毛症。

7. 鉴别诊断　卵泡膜细胞增殖症、卵巢男性化肿瘤（如睾丸母细胞瘤、门细胞瘤、肾上腺残迹肿瘤）、肾上腺皮质增生或肿瘤。

8. 治疗

（1）一般治疗：对肥胖的 PCOS 患者，应通过加强锻炼、饮食控制、服用降代谢的减肥药等以减轻体重，有利于降低胰岛素、睾酮及性激素结合球蛋白（SHBG）水平，并有可能恢复排卵及生育功能。

（2）药物治疗

1）降低 LH 水平：口服避孕药、醋酸甲羟孕酮、促性腺激素释放激素激动剂（GnRH-a）。

2）降低血雄激素水平：糖皮质类固醇、酮康唑、螺内酯、醋酸环丙孕酮。

3）改善 PCOS 的胰岛素抵抗：二甲双胍。

4）诱发排卵：因 PCOS 患者诱发排卵时易发生卵巢过度刺激综合征，必须加强预防措施，主要包括：①人绝经期促性腺激素-人绒毛膜促性腺激素（HMG-HCG）不作为 PCOS 患者促排卵的首选方案；②多个卵泡达到成熟期或卵巢直径>6cm 时，不加用 HCG。

（3）手术治疗

1）腹腔镜手术：①适用于严重 PCOS 对促排卵药物治疗无效者；②方法：对多囊卵巢应用电凝或激光技术穿刺打孔，每侧卵巢打孔 4 个为宜，可获得 90% 的排卵率和 70% 的妊娠率，同时又能减少粘连形成。

2）卵巢楔形切除术：剖腹探查后先确定诊断，然后将双侧卵巢楔形切除 1/3，以降低雄激素水平，减轻多毛症状，提高妊娠率。

【复习思考题】

1. 多囊卵巢综合征有哪些临床表现？

2. 如何诊断多囊卵巢综合征？

3. 说出多囊卵巢综合征的内分泌特征。

疾病三　闭经

一、病史采集要点

1. 现病史

（1）发病情况：缓慢或急骤起病，起病时间＞14 岁，或生育年龄。

（2）可能的原因或诱因：最近有无环境改变、精神创伤、剧烈运动、减肥、特殊用药、特殊手术（如人工流产、子宫切除或卵巢切除术等）及其他特殊病史（如甲状腺、肾上腺、胰腺等功能紊乱）。

（3）主要症状：月经情况，如初潮情况、既往月经情况、末次月经时间、月经停止后伴随症状。

（4）病情发展。

（5）诊疗情况：在何处就诊过，做过何种检查，用何种药物及疗效如何。

（6）一般情况：精神、体力、饮食、大小便如何，体重有何变化。

2. 其他相关病史

（1）既往有无各种慢性疾病及用药情况、精神因素、环境改变、体重增减、剧烈运动、各种疾病及用药情况（减肥药、避孕药）等。

（2）已婚妇女需询问其生育史及产后并发症史。

（3）原发性闭经者，应询问第二性征发育情况，了解生长发育史，有无先天性缺陷或其他疾病及家族史。

3. 体查要点

（1）检查全身发育状况，有无畸形。测量体重、身高、四肢与躯干比例，五官生长特征，观察精神状态、智力发育、营养和健康情况。

（2）妇科检查应注意内、外生殖器的发育，有无先天性缺陷，畸形，腹股沟区有无肿块，女性第二性征如毛发分布、乳房发育是否正常，乳房有无乳汁分泌等。其中第二性征的检查有助于鉴别原发性闭经的病因，缺乏女性第二性征提示该患者从未受过雌激素的刺激。

4. 辅助检查报告单　已婚妇女闭经须首先排除妊娠。

二、相关检查

1. 功能试验

（1）药物撤退试验：用于评估体内雌激素水平，以确定闭经程度。

1）孕激素试验：停药后 3～7 日出现撤药性出血（阳性反应），提示子宫内膜已受一定水平的雌激素影响，为Ⅰ度闭经。若停药后无撤药性出血（阴性反应），应进一步行雌、孕激素序贯试验。

2）雌、孕激素序贯试验：适用于孕激素试验阴性的闭经患者。停药后 3～7 日发生撤药性出血者为阳性，提示子宫内膜功能正常，可排除子宫性闭经。引起闭经的原因是患者体内雌激素水平低落，为Ⅱ度闭经，应进一步寻找原因。无撤药性出血者为阴性，应重复一次试验，若仍无出血，提示子宫内膜有缺陷或被破坏，可诊断为子宫性闭经。

（2）垂体兴奋试验：又称 GnRH 刺激试验，了解垂体对 Gn-RH 的反应性。若注射后 15～60 分钟 LH 高峰值较注射前升高 2～4 倍，说明垂体功能正常，病变在下丘脑；若经多次重复试验，LH 值无升高或升高不显著，说明垂体功能减退，如希恩综合征。

2. 激素测定

（1）血甾体激素测定：包括雌二醇、孕酮及睾酮测定：①血孕酮 $\geq$ 15.9nmol/L 或尿孕二醇

≥6.24μmol/24 小时为排卵标志；②若雌激素浓度低，提示卵巢功能不正常或衰竭；③若睾酮值高，提示可能有多囊卵巢综合征或卵巢支持-间质细胞瘤等。

（2）催乳激素及垂体促性腺激素测定：①PRL ＞25μg/时称高催乳激素血症；②PRL 升高者，测定 TSH，TSH 升高者，为甲状腺功能减退；③若 TSH 正常，而 PRL 大于 100μg/L 时，应行头颅 MRI 或 CT 检查，以排除垂体肿瘤；④PRL 正常者，则应测定垂体促性腺激素：若 FSH＞40U/L，提示卵巢功能衰竭；若 LH＞25U/L 或 LH/ FSH 比例≥2～3 时，应高度怀疑为多囊卵巢；若 FSH、LH 均＜5U/ L，提示垂体功能减退，病变可能在垂体或下丘脑。

3. 影像学检查

（1）盆腔 B 型超声检查：了解子宫卵巢情况。

（2）子宫输卵管造影：了解有无宫腔病变和宫腔粘连。

（3）CT 或磁共振显像（MR1）：用于盆腔及头部蝶鞍区检查，了解盆腔肿块性质，诊断垂体微腺瘤、空蝶鞍等。

4. 宫腔镜检查能精确诊断宫腔粘连。

5. 腹腔镜检查能直视下观察卵巢、子宫大小、形态，对诊断多囊卵巢综合征等有价值。

6. 性染色体检查对鉴别性腺发育不全病因及指导临床处理有重要意义。

7. 其他检查　基础体温测定、宫颈黏液评分、阴道脱落细胞检查、子宫内膜活检或诊断性刮宫，对存在肥胖、多毛、痤疮体征的患者尚须测定胰岛素、雄激素（血睾酮、硫酸脱氢表雄酮、尿 17 酮等），以确定是否存在胰岛素抵抗、高雄激素血症或先天性 21-羟化酶缺陷。

三、主要知识内容

1. 定义

（1）原发性闭经：指年龄超过 16 岁、女性第二性征已发育、月经还未来潮，或年龄超过 14 岁尚无女性第二性征发育者。

（2）继发性闭经：指正常月经建立后月经停止 6 个月，或按自身原来月经周期计算停经 3 个周期以上者。

2. 病因

（1）原发性闭经：较少见，往往由于遗传学原因或先天性发育缺陷引起。

1）第二性征存在的原发性闭经：①米勒管发育不全综合征；②雄激素不敏感综合征；③对抗性卵巢综合征。

2）第二性征缺乏的原发性闭经：①低促性腺

激素性腺功能减退；②高促性腺激素性腺功能减退（特纳综合征、46，XX 单纯性腺发育不全、46，XY 单纯性腺发育不全）。

（2）继发性闭经：以下丘脑闭经最常见，依次为垂体、卵巢及子宫性闭经。

1）下丘脑性闭经：最常见，以功能性原因为主。①精神应激性；②体重下降和神经性厌食；③运动性闭经；④药物性闭经；⑤颅咽管瘤。

2）垂体性闭经：主要病变在垂体。①垂体梗死：常见的为希恩综合征；②垂体肿瘤；③空蝶鞍综合征。

3）卵巢性闭经：① 卵巢早衰；②卵巢功能性肿瘤；③多囊卵巢综合征。

4）子宫性闭经：①Asheman 综合征；②子宫内膜炎；③子宫切除后或宫腔放射治疗后。

5）其他内分泌功能异常：甲状腺、肾上腺、胰腺等功能紊乱也可引起闭经。常见的疾病为甲状腺功能减退或亢进、肾上腺皮质功能亢进、肾上腺皮质肿瘤等。

3. 诊断　闭经只是一种症状，诊断时必须首先寻找闭经原因，确定病变环节，然后再确定是何种疾病所引起。

（1）病史

1）月经史：包括初潮年龄、月经周期、经期、经量和闭经期限及伴随症状等。

2）发病前有无任何导致闭经的诱因，如精神因素、环境改变、体重增减、剧烈运动、各种疾病及用药情况（减肥药、避孕药）等。

3）已婚妇女需询问其生育史及产后并发症史。

4）原发性闭经者，应询问第二性征发育情况，了解生长发育史，有无先天性缺陷或其他疾病及家族史。

（2）体格检查

1）检查全身发育状况，有无畸形，测量体重、身高，四肢与躯干比例，五官生长特征，观察精神状态、智力发育、营养和健康情况。

2）妇科检查：应注意内、外生殖器的发育，有无先天性缺陷、畸形，腹股沟区有无包块，女性第二性征，如：毛发分布，乳房发育是否正常，有无乳汁分泌等。其中第二性征检查有助于鉴别原发性闭经的病因。

（3）辅助检查：已婚妇女闭经首先排除妊娠，通过病史及体格检查对闭经的病因及病变部位有初步的了解。

1）功能试验：①药物撤退试验；②垂体兴奋试验：又称 Gn-RH 刺激试验。

2）激素测定：①血甾体激素测定；②催乳激素及垂体促性腺激素测定。

3）影像学检查：①盆腔 B 型超声检查：了解子宫、卵巢情况；②子宫输卵管造影：了解有无宫腔病变和宫腔粘连；③CT 或磁共振显像（MR1）：用于盆腔及头部蝶鞍区检查，了解盆腔肿块性质，诊断垂体微腺瘤、空蝶鞍等。

4）宫腔镜检查：能精确诊断宫腔粘连。

5）腹腔镜检查：能直视下观察卵巢、子宫大小、形态，对诊断多囊卵巢综合征等有价值。

6）性染色体检查：对鉴别性腺发育不全病因及指导临床处理有重要意义。

7）其他检查：基础体温测定、宫颈黏液评分、阴道脱落细胞检查、子宫内膜活检或诊断性刮宫，对存在肥胖、多毛、痤疮体征的患者，尚须测定胰岛素、雄激素（血睾酮、硫酸脱氢表雄酮，尿 17 酮等），以确定是否存岛素抵抗、高雄激素血症或先天性 21-羟化酶缺陷。

4. 治疗

（1）全身治疗：占重要地位。

1）积极治疗全身性疾病，供给足够营养，保持标准体重。

2）运动性闭经者，应适当减少运动量。

3）闭经因应激或精神因素所致者，应进行耐心的心理治疗，消除精神紧张和焦虑。

（2）激素治疗：明确病因后，予相应激素治疗以补充机体激素不足或拮抗其过多。

1）性激素替代治疗：目的是维持女性全身健康及生殖健康，包括心血管系统、骨骼、神经系统等；维持性征和月经。主要治疗方法：①雌激素替代治疗：适用于无子宫者，妊马雌酮连用 21 日，停药 1 周后重复给药；②雌、孕激素人工周期疗法：适用低雌激素性腺功能减退患者；③孕激素疗法：适于体内有一定内源性雌激素水平的Ⅰ度闭经者。

2）促排卵：适用于有生育要求患者。①氯米芬：是最常用的促排卵药物，适用于有一定内源性雌激素水平无排卵者；②促性腺激素：适用于低促性腺激素闭经及氯米芬排卵失败者，常用 HMG/HCG 联合用药促排卵，并发症为多胎和卵巢过度刺激综合征（OHSS）；③促性腺激素释放激素（GnRH）：适用于下丘脑性闭经。

3）溴隐亭：适用于高泌乳素血症或垂体微腺瘤、单纯高泌乳素血症，每日 2.5～5mg；垂体催乳激素瘤患者，每日 5～7.5mg。

4）其他激素治疗：① 肾上腺皮质激素：适用于先天性肾上腺皮质增殖症所致的闭经，一般用泼尼松或地塞米松；②甲状腺素：适用于甲状腺功能减退引起的闭经。

（3）辅助生育技术。

（4）手术治疗：针对各种器质性病因，采用相应的手术治疗。

1）生殖器畸形：如处女膜闭锁、阴道横隔或阴道闭锁，均可手术切开或成形术，使经血流畅。

2）Asheman 综合征：多采用宫腔镜直视下分离粘连，后加用大剂量雌激素和放置宫腔内支撑的治疗方法。手术后每日口服妊马雌酮。

3）肿瘤：卵巢肿瘤一经确诊应予手术治疗。垂体肿瘤患者，应根据肿瘤部位、大小及性质确定治疗方案。高促性腺激素闭经、含 Y 染色体性腺者易发生肿瘤，宜手术切除性腺。

【复习思考题】

1. 什么是原发性闭经？什么是继发性闭经？

2. 什么是孕激素试验？阳性说明什么问题？

内容二　妊娠滋养细胞疾病

一、病史采集要点

1. 发病年龄：生育年龄，年龄>35 岁、40 岁或<20 岁，发病率上升。

2. 发病的缓急。

3. 病程的长短。

4. 发病的诱因。

5. 停经时间、阴道流血情况，末次妊娠情况，有无咳嗽、头痛、胸痛、咯血情况。

6. 诊疗情况及治疗效果。

7. 既往史、个人史、月经生育史。

二、体查要点

1. 体温、脉搏、呼吸、血压。

2. 浅表淋巴结肿大情况。

3. 肺部望、触、叩、听。

4. 腹部 腹部包块（包块性质）、子宫增大（子宫高度、有无扪及胎体、有无闻及胎心）。

5. 妇科检查 外阴、阴道、宫颈有无紫蓝色结节，阴道有无流血，子宫大小、质地、活动度，附件区有无包块及包块性质。

三、辅助检查报告单

1. 绒毛膜促性腺激素（HCG）测定 HCG滴度明显高于正常妊娠。

2. B超 宫腔内充满"蜂窝状"回声区，两侧或一侧卵巢囊肿。

3. 多普勒胎心测定 无胎心音。

四、主要知识内容

1. 概述 妊娠滋养细胞疾病（GTD）是一组来

源于胎盘滋养细胞的疾病，一般分为葡萄胎、侵蚀性葡萄胎、绒毛膜癌（简称绒癌）及胎盘部位滋养细胞肿瘤。

2. 葡萄胎

（1）定义：葡萄胎因妊娠后胎盘绒毛滋养细胞增生、间质水肿，而形成大小不一的水泡，水泡间借蒂相连成串，形如葡萄而得名，也称水泡状胎块。分完全性葡萄胎和部分性葡萄胎。

（2）病理：

1）完全性葡萄胎：①大体：水泡状物占满整个宫腔，无胎儿及其附属物或胎儿痕迹；②镜检：绒毛体积增大，滋养细胞增生，间质水肿和间质内胎源性血管消失。

2）部分性葡萄胎：①大体：部分绒毛变为水泡，常合并胚胎或胎儿组织，胎儿多已死亡；②镜检：部分绒毛水肿，轮廓不规则，滋养细胞增生程度较轻，间质内可见胎源性血管及其中的有核红细胞。此外，还可见胚胎和胎膜的组织结构。

（3）临床表现

1）完全性葡萄胎：停经后阴道流血、子宫增大大于停经月份、腹痛、妊娠呕吐较剧烈、多伴有妊娠期高血压疾病、卵巢黄素化囊肿、少数有甲状腺功能亢进、血 HCG 水平异常升高。

2）部分性葡萄胎：停经后阴道流血、子宫常与停经月份相符或小于停经月份、妊娠呕吐较轻、有时与不全流产或过期流产难以鉴别。

（4）自然转归：完全性葡萄胎具有局部侵犯和（或）远处转移的潜在危险。高危因素有：①HCG＞100 000U/L；②子宫体积明显大于相应孕周；③卵巢黄素化囊肿直径＞6cm；④年龄＞40 岁者；⑤重复葡萄胎。

正常情况下葡萄胎排空后，血清 HCG 稳定下降，首次降至正常的平均约 9 周，最长不超过 14 周。持续性葡萄胎：葡萄胎完全排空后 3 个月，HCG 持续阳性。凡在临床、影像、病理和（或）激素水平上有滋养细胞存在证据，均属于持续性滋养细胞疾病（肿瘤）。

（5）诊断

1）诊断依据

A. 病史：有停经后不规则阴道流血、腹痛、妊娠呕吐严重且出现时间较早，阴道排出物中见到葡萄样水泡组织，诊断基本成立。

B. 体格检查：子宫体积大于停经月份、变软、不能触及胎体，不能听到胎心，无胎动，应怀疑葡萄胎。

C. 辅助检查：①HCG 滴度明显高于正常妊娠；

②B 超见宫腔内充满"蜂窝状"回声区，两侧或一侧卵巢囊肿，是诊断葡萄胎的重要辅助检查方法；③多普勒胎心测定无胎心音。

2）诊断：葡萄胎（完全性、部分性）。

（6）鉴别诊断：应与流产、双胎妊娠、羊水过多相鉴别。

（7）处理

1）清除宫腔内容物：①首先应仔细全身检查，在患者情况稳定后，在输液、备血准备下应及时清宫；②子宫<1 周可以一次刮净，子宫>孕 12 周或术中感到一次刮净有困难时，可于 1 周后行第二次刮宫；③刮出物须送病理检查，以明确组织学诊断。

2）卵巢黄素化囊肿的处理：囊肿在清除宫腔内容物后会自行消退，一般不需处理。若发生急性扭转，可在 B 型超声或腹腔镜下做穿刺吸液，囊肿也多可自然复位。如扭转时间较长发生坏死，则需做患侧附件切除术。

3）预防性化疗：对具有高危因素和随访有困难的葡萄胎患者，可考虑给予预防性化疗，一般选用甲氨蝶呤、氟尿嘧啶或放线菌素-D 单一药物化疗 1 个疗程。部分性葡萄胎一般不预防性化疗。

4）子宫切除术：适应于年龄大于 40 岁、有高危因素、无生育要求者。手术方式为子宫全切术，两侧卵巢应保留。对于子宫小于妊娠 14 周大小的患者，可直接切除子宫。手术后仍需定期随访。

（8）随访

1）随访内容：①HCG 定量测定，葡萄胎排空后 1 次/周，直至正常。随后 1 次/周，共随访 3 个月，此后 1 次/2 周，共随访 3 个月，然后 1 次/月，共随访半年；如第 2 年未怀孕，可 1 次/6 个月，共随访 2 年；②月经情况，有无异常阴道流血、咳嗽、咯血及其转移灶症状，妇科检查，B 超，必要时 X 线胸片。

2）随访时间：2 年。

3）注意事项：严格避孕 1 年。首选避孕套，也可选择口服避孕药，一般不选用宫内节育器。

3. 侵蚀性葡萄胎和绒毛膜癌

（1）定义

1）侵蚀性葡萄胎：葡萄胎组织侵入子宫肌层引起组织破坏，或并发子宫外转移者。侵蚀性葡萄胎继发于葡萄胎之后，具有恶性肿瘤行为。

2）绒毛膜癌：继发于正常或异常妊娠之后的滋养细胞肿瘤。绒癌的恶性程度极高。其中 50%发生于葡萄胎之后，25%发生于流产后，22.5%发生于足月妊娠之后，2.5%发生于异位妊娠之后。化疗药物治疗效果好。

（2）病理

1）侵蚀性葡萄胎：①大体：见子宫肌壁内有大小不等、深浅不一的水泡状组织，宫腔内可有原发病灶，也可以没有原发病灶；当侵蚀病灶接近子宫浆膜层时，子宫表面可见紫蓝色结节；侵蚀较深时可穿透子宫浆膜层或阔韧带；②镜检：见侵入肌层的水泡状组织的形态和葡萄胎相似，可见绒毛结构及滋养细胞增生和分化不良，有时仅见绒毛阴影。

2）绒癌：①大体：大多原发于子宫，但也有极少数原发于输卵管、宫颈、阔韧带等部位，与周围组织分界清，质地软而脆，海绵样，暗红色，伴出血、坏死；②镜检：无绒毛或水泡状结构，滋养细胞成片高度增生，并广泛侵入子宫肌层和破坏血管，造成出血、坏死。肿瘤中不含间质和自身血管。

（3）临床表现：侵蚀性葡萄胎多发生在葡萄胎排空后 6 个月内；继发于葡萄胎的绒癌绝大多在 1 年以上发病。继发于流产和足月产的绒癌约 50% 在 1 年内发病。侵蚀性葡萄胎和绒癌在临床表现、诊断和处理原则等方面基本相同。

1）无转移性滋养细胞肿瘤：①阴道不规则流血，可有贫血；②复旧不全或不均匀性增大；③卵巢黄素化囊肿持续存在；④腹痛；⑤假孕症状。

2）转移性滋养细胞肿瘤：多为绒癌，尤其是继发于非葡萄胎妊娠后绒癌。肿瘤主要经血行播散。最常见的转移部位是肺（80%），余依次为阴道（30%）、盆腔（20%）、肝（10%）和脑（10%）等。滋养细胞的生长以破坏血管为特点，引起转移灶局部出血。可同时出现原发灶和继发灶症状，也可仅表现为转移灶症状而易误诊。

A. 肺转移：胸痛、咳嗽、咯血及呼吸困难。当肺转移灶较小时也可无任何症状，仅靠胸片或CT做出诊断。

B. 阴道转移：转移灶常位于阴道前壁，呈紫蓝色结节，破溃时有不规则阴道流血，甚至大出血。

C. 肝转移：为不良预后因素，多同时伴有肺转移，表现上腹部或肝区疼痛，若病灶穿破肝包膜可出现腹腔内出血。

D. 脑转移：为主要的致死原因。一般同时伴有肺转移和（或）阴道转移。分为瘤栓期、脑瘤期。

（4）诊断依据

1）临床诊断

A. 病史：①葡萄胎排空后 1 年以上发病者一般为绒癌，半年内多诊断为侵蚀性葡萄胎，半年至1 年者，绒癌和侵蚀性葡萄胎均有可能；②而继发于流产、足月分娩、异位妊娠者，临床诊断为绒癌。

B. 辅助检查方法：①血 HCG-β 测定：葡萄胎排空后 9 周以上，或流产、足月产、异位妊娠后 4 周以上血 HCG-β 持续高水平，或曾一度下降后又上升，排除妊娠物残留或再次妊娠，结合临床表现可诊断为滋养细胞肿瘤；②B 超：子宫正常大或不同程度增大，肌层内可见高回声团块，边界清但无包膜，或肌层内有回声不均区域或团块，边界不清且无包膜，也可表现为整个子宫呈弥漫性增高回声，内部伴不规则低回声或无回声；彩色多普勒超声主要显示丰富的血流信号和低阻力型血流频谱；③胸片：典型表现为棉球状或团块状阴影，肺转移灶以右侧及中下部较多见；④CT 和磁共振检查：CT 对发现肺部较小病灶和脑、肝等部位的转移灶有较高的诊断价值，磁共振主要诊断脑和盆腔病灶。

2）组织学诊断：①在子宫肌层内或子宫外转移灶中若有绒毛或退化的绒毛阴影，则为侵蚀性葡萄胎；②若仅见成片滋养细胞浸润及坏死出血，未见绒毛结构者，诊断为绒癌。

（5）鉴别诊断：应与胎盘部位滋养细胞肿瘤、胎盘部位反应、胎盘残留等鉴别诊断。

（6）治疗

1）治疗原则：化疗为主，手术和放疗为辅。

A.化疗药物：甲氨蝶呤（MTX），放线菌素-D（Act-D）、更生霉素（KSM）、氟尿嘧啶（5-FU）、环磷酰胺（CTX）、长春新碱（VCR）、依托泊苷（VP-16）等。

B.化疗方案：①Ⅰ期：单药治疗；甲氨蝶呤（MTX）（0.4mg/kg•d），连用 5 天；或放线菌素-D（Act-D）或国产更生霉素（KSM）8～10μg/（kg•d），连用 8～10 天；或氟尿嘧啶（5-FU）28～30mg/（kg•d），连用 8～10 天；②Ⅱ～Ⅲ期：联合化疗；KSM+5-FU；更生霉素（KSM）6ug/（kg•d），连用 8 天；5 氟尿嘧啶（5-FU）26～28mg/（kg•d），连用 8 天；③Ⅳ期或耐药患者则用强烈联合化疗，如 EMA-CO（依托泊苷、放线菌素-D）、甲氨蝶呤、长春新碱、环磷酰胺。

C. 疗效评判：在每疗程化疗结束至 18 日内，血 P-HCG 下降至少 1 个对数称有效。

D. 毒副反应：骨髓抑制、消化道反应、肝功能损害、肾功能损害及脱发等。

E. 停药指征：持续到症状体征消失，原发和转移灶消失，HCG 每周测定 1 次，连续 3 次正常，再巩固 2～3 个疗程方可停药。随访 5 年无复发者称为治愈。

2）手术：为辅助治疗。

A. 指征：对控制大出血等各种并发症、消除耐药病灶、减少肿瘤负荷、缩短化疗疗程等有一定作用，在一些特定情况下应用，在化疗基础上手术。

B. 手术方式：子宫切除术、病灶挖出术、肺切除术。

3）放射治疗：应用较少，主要用于脑转移和肺部耐药病灶的治疗。

4）耐药复发病例的治疗：约 20%高危转移患者可出现耐药或复发。用二线化疗药物：异环磷酰胺，顺铂、卡铂、博来霉素等；方案：PVB（顺铂、长春新碱、博来霉素），BEP（博来霉素、依托泊苷、顺铂），VIP（依托泊苷、异环磷酰胺、顺铂）等。

（7）随访

1）第一年每月随访 1 次；1 年后每 3 个月随访 1 次，直至 3 年；以后每年随访 1 次，共 5 年。

2）随访内容：同葡萄胎。

3）随访期间应严格避孕。

【复习思考题】

1. 葡萄胎的常见临床表现有哪些？如何处理？

2. 试述葡萄胎的治疗原则及随访。

3. 说出侵蚀性葡萄胎与绒毛膜上皮癌的常见转移部位。

4. 侵蚀性葡萄胎与绒毛膜癌的治疗原则是什么？

内容三 不 孕 症

一、病史采集要点

1. 现病史

（1）患者既往月经情况，结婚年龄，是否两地分居，婚后性生活情况，婚后是否采用避孕措施。

（2）既往妊娠、分娩情况，有无感染。

（3）男方健康状况、检查情况。

（4）伴随症状：有无腹痛、发热、贫血等。

（5）诊疗情况：在何处就诊过，做过何种检查，用何种药物及疗效如何。

（6）一般情况：精神、体力、饮食、大小便如何。

2. 其他相关病史

（1）有无药物过敏史。

（2）既往有无急、慢性盆腔炎及结核和其他内科疾病等病史。

（3）个人史：年龄、职业，有无吸烟、酗酒及吸毒史。

（4）家族史（有无精神病、遗传病）。

二、体查要点

（1）体温、脉搏、呼吸、血压、体位、神志。

（2）注意患者的发育、营养、精神状态等情况。

（3）检查患者第二性征的发育情况，有无乳房泌乳。

（4）腹部注意腹形、腹部有无压痛、包块及移动性浊音。

（5）妇科检查注意阴毛分布情况，检查内外生殖器的发育情况，有无畸形、炎症、包块。

三、辅助检查报告单展示

1. **基础体温监测单** 如基础体温呈单相型，提示无排卵；如基础体温呈双相型，但高相期小于 11 天，提示黄体功能不足。

2. **女性激素测定** 根据垂体促性腺激素[卵泡刺激素（FSH）、黄体生成激素（LH）、催乳激素（PRL）]及卵巢激素[雌激素（E）、孕激素（P）、雄激素（T）]的值来查找不孕的原因。

3. **B 型超声报告单** 描述子宫发育情况，有无畸形、肌瘤；描述子宫内膜情况；描述附件区有无包块及大小、性质；监测卵泡发育情况。

4. **输卵管通液记录单** 记录注入液体总量，有无阻力，有无反流，宫腔压力大小。

5. **精液常规检查单** 记录精液的颜色、量、pH、液化时间、精子密度、精子活率、正常形态精子比例、畸形精子比例、活力[a（a 级精子）+b（b 级精子）值]。正常精液：颜色为灰白色或淡黄色；量为 2～6ml，平均为 3ml；pH 为 7.0～7.8；液化时

间为室温中 5～30 分钟内；精子密度为 $20×10^9～$
$200×10^9$/L；精子活率＞50%；正常形态精子比例
为 66%～88%；畸形精子比例≤20%；活力：$a+b$
＞50%或 a＞25%。

四、主要知识内容

1. 不孕症的临床特点

（1）概念：凡婚后有正常的性生活未避孕，同
居 1 年未受孕者称不孕症。

1）原发性不孕：婚后未避孕而从未妊娠者。

2）继发性不孕：曾有过妊娠而后未避孕连续 2
年不孕者。

（2）原因

1）女性不孕因素：①输卵管因素；②排卵障
碍；③子宫因素；④宫颈因素；⑤阴道因素。上述
因素中临床以排卵障碍和输卵管因素居多。

2）男性不孕因素：①精液异常；②性功能异
常；③精子运送受阻；④免疫因素。主要是生精障
碍与输精障碍。

3）男女双方因素：①缺乏性生活的基本常识；
②男女双方盼孕心切造成的精神过度紧张；③免疫
因素。

（3）相关病史：既往有急、慢性盆腔炎及结核
和其他内科疾病等病史。

（4）体征

1）患者可能有消瘦、营养不良、贫血等。

2）患者第二性征发育情况：腋毛、阴毛稀少、乳房发育差或有泌乳。

3）腹部：腹部可能有压痛，可能扪及包块，或有移动性浊音。

4）妇科检查：内外生殖器发育情况，阴道内分泌物的量、形状，宫颈有无病变，宫颈管黏液的量、形状，子宫大小、位置、附件区情况因不孕症的原因不同而有相应的改变。

2. 辅助检查

（1）基础体温监测：如基础体温呈单相型，提示无排卵；如基础体温呈双相型，但高相期小于 11 天，提示黄体功能不足。

（2）女性激素测定：根据垂体促性腺激素[卵泡刺激素（FSH）、黄体生成激素（LH）、催乳激素（PRL）]及卵巢激素[雌激素（E）、孕激素（P）]、雄激素（T）的值来查找不孕的原因。

（3）B 型超声报告：描述子宫发育情况，有无畸形、肌瘤；描述子宫内膜情况；描述附件区有无包块、大小、性质；监测卵泡发育情况。

（4）输卵管通畅试验：通液术，子宫输卵管碘油造影，超声造影。

（5）精液常规检查：了解精液的颜色、量、pH、液化时间、精子密度、精子活率、正常形态精子比例、畸形精子比例、活力[（$a+b$）值）]。

（6）性交后精子穿透力试验：在预测的排卵期进行，前3日禁性交。性交后2～8小时内检查，取后穹隆液检查有无活动精子，再取宫颈黏液，有无羊齿状结晶，再吸取宫颈管黏液，每高倍视野下有20个活动精子为正常。精子穿过黏液能力差或精子不活动，应疑有免疫问题。

（7）宫颈黏液、精液相合试验：检查宫颈黏液中有无抗精子抗体。

（8）宫腔镜检查：了解子宫腔内情况，能发现宫腔粘连、黏膜下肌瘤、内膜息肉、子宫畸形等，对找出不孕症的原因有一定实用价值。

（9）腹腔镜检查：适于上述检查均正常者，可直接观察子宫、输卵管、卵巢有无病变或粘连；并可在直视下确定输卵管是否通畅、电凝破坏子宫内膜异位结节；约有20%患者通过腹腔镜可以发现术前未能诊断的疾病。

3. 诊断　不孕症只是一种症状，诊断时根据不孕症的定义，男女双方必须做全面检查寻找不孕原因，然后再确定是何种疾病所引起。

4. 女性不孕的治疗

（1）改善全身状况：增强体质，纠正营养不良和贫血，治疗内科疾病。

（2）卫生宣教：禁烟酒，掌握性交的适当日期（排卵前2～3日至排卵后24小时内）。

（3）治疗生殖器器质性疾病

1）输卵管慢性炎症及阻塞的治疗：①一般疗法：中药治疗，微波等物理治疗，促进血液循环；②输卵管内注药：地塞米松、庆大霉素等，2次/周，连用2～3个周期，减轻充血、水肿，抑制梗阻形成，达到溶解和软化粘连的目的；③输卵管成形术：对梗阻部位行造口术、吻合术及输卵管子宫移植术等，达到输卵管再通的目的。

2）卵巢肿瘤：可影响卵巢内分泌功能，大的肿瘤可造成输卵管扭曲，导致不孕。直径>5cm的肿瘤，应手术切除并明确其性质。

3）子宫病变：① 子宫黏膜下肌瘤、子宫内膜息肉、子宫纵隔、宫腔粘连等影响宫腔环境，影响受精卵着床和胚胎发育，应行手术切除；②慢性宫颈炎或宫颈息肉，应行物理治疗或手术切除。

4）阴道炎：严重的阴道炎应做细菌培养和药物敏感试验，根据结果及时彻底的治疗。

5）子宫内膜异位症：可致盆腔粘连、输卵管扭曲、输卵管阻塞及免疫性不孕，应尽早保守治疗，必要时可行腹腔镜检查，手术同时清除异位病灶、松解粘连。

6）生殖系统结核：抗结核治疗，并检查是否合并其他系统结核。用药期间应严格避孕。

（4）诱发排卵：用于无排卵的患者。

1）氯米芬：首选排卵药，适用于体内有一定雌激素水平者。50mg（最大量200mg）连用5日，3个周期为1个疗程，用药后如有排卵但黄体功能不健全，可加用绒促性素（第15～17日，每日1000～2000U，连用5日）。

2）绒毛膜促性腺激素（HCG）：具有类似LH的作用，常与氯米芬合用，于氯米芬停药7日加用HCG 2000～5000U肌内注射1次。

3）尿促性腺激素（HMG）：含FSH及LH各75U，促进卵泡生长发育成熟（第6日起，每日1支，连用7天）。监测雌激素水平及B超监测卵泡发育情况而停用HMG，停药后24～36小时加用HCG 5000～10 000 U肌内注射1次，促进排卵及黄体形成。

4）黄体生成激素释放激素（LHRH）：脉冲疗法适用于下丘脑性无排卵。用小剂量，连用17～20日。

5）溴隐亭：属多巴胺受体激动剂，适用于无排卵伴有高乳素血症者。从小剂量开始，一般连用3～4周。

（5）补充黄体分泌功能：适用于黄体功能不全。第20日开始，每日10～20mg，连用5日。

（6）改善宫颈黏液：于第5日起，已烯雌酚每日0.1～0.2mg，连用10日。

（7）免疫性不孕的治疗：抗精子抗体阳性的患者，使用避孕套6～12月，无效者用免疫治疗。

（8）辅助生育技术

1）人工授精。

2）体外受精与胚胎移植。

3）配子输卵管内移植。

【复习思考题】

1. 不孕症的定义是什么？

2. 女性不孕的原因有哪些？

3. 诱发排卵的方法有哪些？

附录一 产科典型病例

病例一

于××，女，25 岁，已婚。因停经 60 天，阴道流血 2 天，大量流血伴下腹胀痛 8 小时，于 2015 年 7 月 3 日 10 时急诊入院。

患者末次月经 2015 年 5 月 4 日，停经 40 天出现恶心、呕吐、择食、精神欠佳等早孕反应持续至今，2 天前无诱因出现少量阴道流血，色鲜红，不伴腹痛，未就诊，今晨 2 时左右突然下腹部阵阵胀痛，阴道流血量增加，伴血块及肉样组织物排除，且血量剧增似解小便样，床单，内裤血染，伴头昏，出冷汗，无昏厥。立即护送来院急诊。

既往体健。月经 5/30 天，量中，无痛经史。26 岁结婚。孕 2 流 1，爱人体健。

体查：体温（T）36.7℃，脉搏（P）105 次/分，呼吸（R）20 次/ 分，血压（BP）86/45mmHg，面色苍白呈贫血貌。颈软，气管居中，甲状腺不肿大，头颅五官无畸形。心肺（-），腹平软，无压痛及反跳痛，肝脾未扪及，双肾区无叩痛，脊柱、四肢无畸形。

妇查：外阴已婚型，外阴及两大腿内侧有血迹。

清毒后妇查，阴道内中量积血，宫颈口开，有一组织物堵于宫口，宫体前倾增大约孕 40 天孕宫大小，软，活动可，无压痛，双侧附件（－）。

辅助检查：血常规：血红蛋白（Hb）68g/L，白细胞（WBC）6.8×10^9/L，中性粒细胞 66%，淋巴细胞 0.3，血小板（PLT）168×10^9/L。尿 HCG（＋）。

请根据病史及体查做出诊断，提出诊断依据及处理意见。

病例二

陈××，女，28 岁，已婚。停经 40 天，不规则阴道流血 10 天，伴腹痛 3 小时，于 2015 年 7 月 10 日 17 时急诊抬送入院。

末次月经 2015 年 6 月 1 日，于 7 月 1 日开始少量阴道流血，点滴状，深褐色，7 月 3 日曾在当地医院妇查诊断为"先兆流产"给予"安胎"治疗无效，于 3 小时前突感下腹部剧烈疼痛，伴恶心、呕吐，面色苍白，肛门坠胀，随即晕倒，立即抬送来我院。既往体健，月经（3～4）/28 天，量中等，无痛经史，26 岁结婚，孕 2 流 1。配偶体健。

体查：T 36.3 ℃，P 120 次/分，R 24 次/分，BP 75/50mmHg，急性病容，贫血貌，神清合作，睑结膜苍白，头颅五官无畸形，颈软，甲状腺不肿大，心率 120 次/分，律齐，双肺呼吸音清，腹肌紧张，肝、脾未扪及，余见专科情况。双肾区无叩击痛，脊柱、四肢无畸形，膝反射存在。

专科情况：腹部稍饱满，腹肌紧张，下腹压痛及反跳痛，以左下腹为甚，移动性浊音（+），肠鸣音少。

妇查：外阴已婚型，阴道内见少量暗红色血性分泌物。宫颈：稍着色，光滑，宫口闭，抬举痛（+），阴道后穹隆饱满。宫体：前倾前屈位，稍大，有漂浮感，压痛。双侧附件：左侧似可扪及一边界不清楚之肿物，触痛，右侧附件压痛。

辅助检查：血常规：Hb 62g/L，WBC 12.1×10^9/L，N 0.76，L 0.22，M 0.02，PLT 116×10^9/L。

根据病史及检查，还需做哪些辅助检查？请提出诊断、诊断依据及处理意见。

病例三

李××，女，36 岁，已婚，待业。因停经 40 周，伴头晕、头痛 3 天，抽搐 1 次，于 2015 年 9 月 22 日 7 时抬送入院。

患者末次月经 2014 年 12 月 15 日，预产期 2015 年 9 月 22 日。停经后无明显恶心、呕吐、择食等早孕反应，孕 5 个月感觉胎动，一直未做产前检查，近 1 个月来下肢浮肿。于 9 月 19 日感头晕、头痛，而卧床休息后稍好转，晚餐进食后入睡。20 日晨感头晕，头痛加剧伴呕吐 2 次，于 20 日晨 5 时突发四肢强直性、阵发性抽搐，伴面唇发绀，眼往上翻，口吐白沫，人事不清，历时 1 分多钟，抽搐停止，随即昏迷急送我院。

既往体健，月经（3～5）/（28～32）天，量中，孕 1 产 0，体查：T37℃，P 100 次/分，R 20 次/分，BP 150/110mmHg，昏睡状态，神志欠清，烦躁不安，瞳孔放大，对光反射存在，唇周发绀，心率 100 次/分，律齐，双肺呼吸音清，腹部膨隆如足月妊娠，呈凹陷性水肿，肝脾扪及不满意，余见产科情况。浮肿（＋＋＋），膝腱反射存在。产科情况：腹膨隆如足月妊娠大小，可见紫色妊娠纹，宫高 30cm，腹围 85cm，估计胎儿重 3050g。肛查：宫颈容受 90%、宫口未开、先露，坐骨棘不突，骶尾关节活动可。阴道无流血，流水。骨盆测量：髂棘间径（IS）24cm，髂嵴间径（IC）26cm，骶耻外径（EC）19cm，出口横径或坐骨结节间径（TO）9cm。

辅助检查：血常规：Hb 107g/L，WBC 12.3×10^9/L，N 0.80，L 0.17，E 0.02，M 0.01，PLT 95×10^9/L。

尿常规：黄色微混浊、酸性，比重 1.026，蛋白（＋＋＋）；镜检：红细胞（RBC）0～3/HP，白细胞（WBC）2～5/HP。

眼底检查：眼底动脉痉挛，A：V＝1：3

请根据病史、体征做出诊断，并提出诊断依据及处理原则。

病例四

吴××，女，27岁，已婚。因停经36周，反复阴道流血4次，大量流血2小时，于2015年9月20日23时急诊入院。

末次月经2015年1月11日，预产期2015年10月18日，停经40天有早孕反应，孕5个月感觉胎动至今，1个月前开始阴道少量流血1次，半天自止，10天后又有阴道流血2次，性质同前，血量较前次稍多，无其他不适，未去医院检查。9月20日晚上9点多无任何诱因突感阴道大量流血，量是月经量的4～5倍，昏倒1次，但不伴腹痛，亦无畏寒、发热。来医院途中自觉胎动频繁。大、小便正常。

既往体健，月经5/30天，量中等。26岁结婚，孕4产0流3。体查：T 36℃，P 108次/分，R 22次/分，BP 90/60mmHg，神清，贫血貌，睑结膜苍白，颈软，气管居中，甲状腺肿大，心肺正常，腹膨隆，肝、脾扪及不满意，余见产科情况。

产科情况：腹隆起呈纵椭圆形，无压痛，宫高33cm，腹围89cm，头浮，枕左前位（LOA），胎心

166 次/分,无宫缩。耻骨联合上方可闻及胎盘杂音,外阴、大腿内侧有血迹,双下肢无水肿。

实验室检查:血常规:Hb 75g/L,WBC 1.28×10^9/L,N 0.72,L 0.28,PLT 128 $\times 10^9$/L,二氧化碳结合率(CO$_2$CP) 18mmol/L。

请提出诊断、诊断依据及处理原则。

病例五

杜××,女,33 岁,农民,已婚。停经 38 周,下腹阵发性胀痛 25 小时,阴道流水 13 小时,于 2016 年 8 月 1 日 8 时急症抬送入院。

患者末次月经 2015 年 11 月 7 日,预产期 2016 年 8 月 14 日。停经过 40 天感恶心、呕吐、择食等怀孕反应,停经 5 个月感觉胎动至今,孕期一直未做产前检查。7 月 31 日凌晨见红,7 时出现规律性下腹胀痛,晚 7 时阴道流水,以后阵痛渐缓,于今晨 6 时见胎头,胎儿未娩出而急诊抬送我院。

既往体健。月经(4~7)/(28~30)天,量中等,无痛经,24 岁结婚,孕 2 产 1 存 0,第一胎为臀位,2012 年分娩,新生儿产时死亡。

体查:T 37℃,P 92 次/分,R 22 次/分,BP 120/70mmHg,心肺(-),腹部膨隆如足月,妊娠大小,肝、脾扪诊不满意,腹部胀气明显,余见产科情况。

产科情况:腹膨隆如足月妊娠大小,宫高 32cm,腹围 92cm,枕右横位(ROT),头先露,已固定,胎心音 110~160 次/分,不规则,宫缩稀 20″/3′~7′,骨盆测量: IS 23cm, IC 25cm, EC 18.5cm, TO 8cm,后矢状径 7.5cm,耻骨弓角度 90°。常规消毒下阴道检查:宫口已开全,胎膜已破,胎头双顶径在坐骨棘下 2cm,小囟门在母体骨盆右侧,矢状缝在母体骨盆横径上。

请提出诊断、诊断依据及处理意见。

病例六

何××,女,30 岁,已婚。因停经 35 周,腹痛伴少量阴道流血半小时,于 2016 年 10 月 30 日 13 时急诊抬送入院。

患者末次月经 2015 年 2 月 28 日,预产期 2015 年 12 月 5 日,停经后有早孕反应,停经 4 个月左右感觉胎动至今,孕期定期做产前检查,无异常情况,10 月 30 日 12 时左右乘公共汽车回家,腹部被车门撞击,当时无明显腹痛及阴道流血,未做检查及处理,半小时后出现腹部阵发性疼痛,并逐渐加重,少量阴道流血,伴头晕、乏力,无昏倒,于 13 时急诊抬送入院。

既往体健。月经 5/28 天,量中等,无痛经,24 岁结婚,孕 1 产 0。体查: T 36.7℃, P 106 次/分,

R 24 次/分，BP 90/55 mmHg，神清，贫血貌，眼睑、唇稍苍白，头颅、五官无畸形，气管居中，甲状腺不肿大，心率 106 次/分，律齐，腹膨隆如足月妊娠大小，宫高 32cm，腹围 92cm，腹肌紧张，压痛及反跳痛，以左侧腹部明显，胎位扣及欠清，胎心音 166 次/分，常规消毒下阴道检查：阴道内有少量血液，宫颈容受 90%、宫口未开、先露头 S^{-2}，两坐骨棘不突，尾关节活动可。骨盆测量：IS 23cm，IC 25cm，EC 18.5cm，TO 8.5cm。

辅助检查：血常规：Hb 75g/L，WBC 10.2×10^9/L，N 0.84，L 0.16，PLT 130 $\times10^9$/L，CO_2CP 20mmol/L。

请提出诊断及诊断依据、处理原则。

附录二　妇科典型病例

病例一

秦××，女，47岁，已婚。因下腹痛3天，加剧伴高热1天，于2016年7月1日8时急诊抬入院。

患者于6月28日上午劳动时突感下腹阵发性绞痛，不能忍受，并反复呕吐4次，呕吐物为胃内容物，立即去当地医院就诊，给予输液治疗缓解。6月30日中午开始发热，给予"青霉素"肌内注射两天，因发热不退伴腹痛加剧而乘车来我院。病后大、小便正常。既往体健。孕3产2人流1存2，已绝经1年。

体查：T 38.6℃，P 96次/分，R 20次/分，BP 100/60mmHg。急性病容，颈软；气管居中，甲状腺不肿大，头颅、五官端正，心肺（－），腹肌紧张，肝脾扪及不满意，下腹压痛及反跳痛，尤以左侧为剧，且扪及一界限欠清包块，如孕4个月孕宫大小，压痛。

妇科检查：外阴已婚型，阴道通畅，有少量分泌物，宫颈光滑，宫体后位，稍小，活动尚可，触痛。附件：于子宫左前方可以扪及一约10cm×8cm大小的囊性肿块，欠活动，触痛明显；右附件区未扪及异常包块。

辅助检查：血常规：Hb 120g/L，WBC 14.3×10⁹/L，N 0.88，L 0.12，PLT 130×10⁹/L。

根据病史及检查，还需做哪些辅助检查？请提出诊断、诊断依据及处理意见。

病例二

左××，女，25 岁，已婚。因人流术后 5 天，下腹疼痛伴畏寒、发热 1 天，于 2015 年 10 月 8 日 10 时步行入院。

患者 10 月 3 日因停经 50 天，在某医院行人流术，诉术前有同房史，术中经过顺利，术后检查组织物中见绒毛，术后阴道流血不多，持续至今未净，术后未抗炎治疗，昨天上午开始感下腹疼痛，并逐渐加重，伴畏寒、发热、口干，来院就诊。发病后食欲差，大、小便正常。

既往体健。月经 4/（28～30）天，量中等，无痛经，孕 2 产 1 人流 1 存 1。体查：T39℃，P 118 次/分，R20 次/分，BP 95/60mmHg。痛苦面容，颈软；气管居中，甲状腺不肿大，头颅、五官端正，心率 118 次/分，律齐，双肺呼吸音清，腹肌紧张，肝脾扪不满意，下腹压痛及反跳痛，未扪及明显包块。

妇科检查：外阴发育正常，消毒后内诊见阴道内少量鲜红色血液，宫颈肥大、光滑，有抬举痛，宫体后位、大小正常，压痛明显，双侧附件区增厚，有压痛。

辅助检查：血常规：Hb 112g/L，WBC 15.8×10^9/L，N 0.88，L 0.12；PLT 230×10^9/L。

根据病史及检查，还需做哪些辅助检查？请提出诊断、诊断依据及处理意见。

病例三

任××，女，45 岁，已婚。因经期延长、经量增多 1 年余，于 2015 年 11 月 3 日 9 时步行入院。

患者既往月经周期规则，自 2014 年 10 月起经期延长，由原来的 4～5 天延长至 8～10 天，经量增多，用卫生纸由原来 1 包/次，增至 3 包/次，月经周期缩短为 20 天左右，伴腰腹酸胀，头晕乏力。今年 7 月在当地医院行诊刮送检，病理报告为"子宫内膜增生过长"。曾多次在当地医院治疗（药名不详），无明显好转，故来我院要求进一步诊治。

既往体健，月经（4～5）/30 天，现月经改变见现病史，末次月经 2015 年 10 月 23 日。孕 4 产 2 存 2 人流 2。

体查：T 37℃，P 80 次/分，R 20 次/分，BP 120/80mmHg。呈贫血貌，睑结膜苍白，颈软，气管居中，甲状腺不肿大，头颅、五官无畸形，心肺

(-)，腹平软，无压痛，肝脾未扪及，未扪及包块。

妇科检查：外阴见血迹，消毒后内诊见阴道内多量暗红色血液，宫颈肥大、光滑，宫体后位、大小正常、无凸凹不平感、活动可，双侧附件 (-)。

血常规：Hb 62g/L，WBC 6.8 $\times 10^9$/L，N 0.78，L 0.22，PLT 134 $\times 10^9$/L。

根据以上病史及体征，请提出诊断、诊断依据及处理原则。

病例四

谭××，女，45 岁，已婚，工人。因月经周期缩短、经期延长、经量增多 9 年，不规则阴道流血 1 月余，于 2016 年 10 月 9 日 10 时步行入院。

患者 9 年前开始月经周期缩短，经期延长，由原来的 3～4 天改变为现在的 7～8 天，经量增加，用卫生纸由原来每次 1 包增至 2～3 包，月经周期由原来的 30 天缩短为 20 天左右，无痛经，平时白带多、清稀，但不伴外阴痒。近年来常感头昏、乏力、下肢不适，近 1 个月出现不规则阴道流血，开始 7～8 天量多，伴血块，以后淋漓不尽，自觉头昏、头痛、纳差，不能胜任日常工作，故来我院就诊。

既往体健，月经（3～4）/（27～32）天，量中等，无痛经，22 岁结婚，孕 3 存 1 人流 2，2002

年行输卵管结扎术。

体查：T 36℃，P 80 次/分，R 20 次/分，BP 100/70mmHg。贫血面容，神清合作，头颅、五官无畸形，颈软，心肺（-），腹软，肝脾未扪及，耻骨联合上方似可扪及一包块，质硬、活动，无压痛，余见专科情况。

专科情况：外阴已婚已产型，阴道内少量血液，宫颈糜烂Ⅱ度，宫体前位，增大如孕 4 个月孕宫大小，前壁突出，质硬、活动、压痛，双附件（-）。

实验室检查：血常规：Hb 65g/L，WBC 8.0×10⁹/L，N 0.73，L0.24，PLT 120×10⁹/L

B超：子宫前位，体积增大，约 125mm×86mm 形态失常，内部回声均匀，于子宫前壁显示 85mm ×52mm 强回声光团。

宫颈刮片：巴氏染色Ⅱ级。

请根据病史、体征及特殊检查，做出诊断、诊断依据及治疗原则。

病例五

刘×，女，28 岁，已婚，工人。因进行性痛经 5 年，于 2015 年 12 月 1 日 8 时步行入院。患者于 5 年前因"宫内早孕"行人流术，术后月经规则，经期经量较前稍增多，经期下腹疼痛，自月经来潮第一天开始持续至月经干净，疼痛缓解，且逐年加剧伴性交疼痛，5 年来未采取任何避孕措施，一直未孕。曾多次在当地医院检查及治疗（用药不详），症状无缓解，末次月经 2015 年 11 月 23 日，痛经性质同前，要求进一步治疗入院。

既往体健，月经 6/（25～28）天，量中等，无痛经，5 年前开始痛经，见现病史。22 岁结婚，孕 3 产 1 人流 2 存 1。

体查：T36.5℃，P 80 次/分，R 20 次/分，BP 100/70mmHg。营养中等，神清合作，头颅、五官无畸形，心肺（－），腹平软，无压痛，肝脾未扪及，双肾区无叩痛，脊柱四肢无畸形。

妇科检查：外阴已婚型，阴道通畅，内有少量白色分泌物，宫颈光滑，正常大小，宫体后位，稍大、质中，后壁可触及数个黄豆大小之结节，触痛明显，子宫活动欠佳，左侧附件可扪及 5cm×4cm×4cm 大小的囊性包块，与盆壁及子宫粘连，活动差，无明显压痛，右侧附件增厚，未扪及明显包块。

辅助检查：血常规：Hb 110g/L，WBC 6.8×10^9/L，N 0.7，L 0.3。

根据病史及检查，请提出诊断、诊断依据。还需做哪些辅助检查协助确诊？

病例六

孙××，女，32 岁，教师。因停经 80 天，阴道流血 20 天，于 2015 年 12 月 2 日 8 时急诊抬入院。

　　患者末次月经 2015 年 9 月 12 日，停经 40 天，即感食欲不振、恶心、呕吐、疲倦等早孕反应，持续至入院时。此次妊娠反应较以往妊娠反应明显。20 天前出现不规则阴道流血且自觉扪及下腹部一包块，约拳头大小，11 月 26 日开始下腹胀痛，11 月 2 7 日腹痛加剧，随之阴道流血增多如月经量，但未见组织物及水泡样物排出，伴头晕，但无畏寒、发热、咳嗽，无咯血史。

　　既往体健。月经（4～5）/28 天，量中，无痛经史，23 岁结婚，孕 2 产 1 存 1。

　　体查：T 37℃，P 100 次/分，R 20 次/分，BP 100/70mmHg，急性重病容，面色苍白，稍浮肿，颈软，气管居中，甲状腺不肿大，头颅、五官端正，心肺正常。下腹部稍隆，腹软，无压痛，肝、脾未扪及，余见专科情况。双下肢浮肿（±）。

　　专科情况：下腹稍隆，宫底耻上 4 横指，质软，无压痛，未触及胎体，未闻及胎心音。

　　妇科检查：外阴已产型，消毒后内诊，阴道内少量暗红色血液，宫颈肥大，轻度糜烂，着色，质软，宫口未开，宫体增大约 4 个月妊娠子宫大小，质软，无压痛，双附件（－）。

　　血常规：HB 62g/L，WBC7.8×10^9/L，N 0.68，

L 0.30，E 0.02，PLT 120 $\times10^9$/L 尿 HCG（＋），

请提出诊断，诊断依据，还需要做哪些辅助检查，处理原则有哪些？

备注：根据病房病源种类及标准化问诊病人的情况进行见习病例的选择，根据疾病的复杂程度，要求 2 个学时的病例数在 3～6 个。